医疗机构医务人员三基训练习题集

医学影像科

东南大学出版社
·南　京·

图书在版编目(CIP)数据

医疗机构医务人员三基训练习题集. 第1辑. 医学影像科/王德杭主编. —南京:东南大学出版社, 2006.8（2025.3 重印）

ISBN 978-7-5641-0482-5

Ⅰ. 医… Ⅱ. 王… Ⅲ. ①医药卫生人员—技术培训—习题②影像诊断—医药卫生人员—技术培训—习题 Ⅳ. R192-44

中国版本图书馆 CIP 数据核字(2006)第 086912 号

医疗机构医务人员三基训练习题集——医学影像科

主　　编	张钟灵
出 版 人	江建中
责任编辑	张　慧
出版发行	东南大学出版社 (江苏省南京市四牌楼2号东南大学校内　邮政编码 210096)
网　　址	http：//www.seupress.com
印　　刷	常州市武进第三印刷有限公司
开　　本	710mm×1000mm　1/16
印　　张	58.5
字　　数	959 千字
版次印次	2006年8月第1版　2025年3月第19次印刷
书　　号	ISBN 978-7-5641-0482-5/R・62
总 定 价	270.00元(共9本)

(＊东大版图书若有印装质量问题，请直接与营销部联系，电话 025—83791830)

医疗机构医务人员三基训练习题集

编委会

医疗机构医务人员三基训练习题集

医学影像科

编写人员

主　编　王德杭

副主编　胡建群　洪汛宁　汪家旺　李殿富

编　委　（按姓氏笔画为序）

冯　阳　包丽华　叶新华　刘希胜

刘　波　许　迪　吴飞云　杨正强

周小兵　柳　卫　唐立钧　徐兆强

前　言

现代医学影像学是使人体内部结构和器官成像，借以了解人体解剖和生理功能状况及病理变化，以达到诊断和治疗的目的。它包括了利用 X 线成像原理衍生的普通 X 线摄影技术、特殊造影技术、CT 成像技术和数字摄影技术等；利用超声成像原理衍生的二维和三维超声成像技术、多普勒超声成像技术等；利用磁共振原理衍生的磁共振成像技术及功能磁共振成像等；利用核素显像原理衍生的 SPECT 和 PET 成像技术等。同时，医学影像学还包括了介入放射学，介入放射学不但提供病理诊断的依据，还涉及微创治疗的领域，成为有别于内科治疗和外科治疗的第三种治疗领域，有着广泛的发展前景。

为了加强医院管理，提高医疗质量，应全面、有计划地对影像专业医师进行培养和训练，使他们牢固掌握医学影像学的基础理论、基本知识和基本技能，提高他们的业务素质。我们受江苏省卫生厅委托曾出版了《医疗机构医务人员三基训练指南——医学影像科》，为了便于各级医院开展岗位培训和考核，我们又编写了这本习题集，供大家参考使用。本书包括了医学影像诊断、介入放射学、影像技术、核医学和超声诊断等部分。在编写过程中限于编者水平，缺点和错误在所难免，欢迎广大读者批评指正。

希望通过这本书的出版对本领域的专业医师在巩固医学影像学专业基础知识上能有所帮助。

在此要感谢省卫生厅的大力支持和各位参加编写的专家的辛勤劳动，才能使本书得以顺利完成。

王德杭

2006 年 5 月

目　　录

常用医学影像学名词术语 …………………………………… (1)

第一篇　医学影像诊断 …………………………………… (4)

第一部分　三基知识总论 …………………………………… (4)

第二部分　神经系统影像诊断 ……………………………… (7)

第三部分　头颈部影像诊断 ………………………………… (13)

第四部分　呼吸系统影像诊断 ……………………………… (16)

第五部分　循环系统影像诊断 ……………………………… (23)

第六部分　腹部影像诊断 …………………………………… (30)

第七部分　骨关节影像诊断 ………………………………… (46)

第二篇　介入放射学 ……………………………………… (54)

第三篇　影像技术 ………………………………………… (66)

第四篇　核医学 …………………………………………… (87)

第五篇　超声诊断 ………………………………………… (99)

常用医学影像学名词术语

1. 医学影像学：指通过各种成像技术使人体内部结构和器官成像，借以了解人体解剖与生理功能状况及病理变化，以达到诊断目的的技术，属于活体器官的视诊范畴，是特殊的诊断方法。

2. 体素：CT 图像处理时将选定层面分成若干个体积相同的立方体，称之为体素。

3. 像素：CT 数字矩阵中的每个体素数字经数字/模拟转换器转为由黑到白不等灰度的小方块，构成 CT 图像，称之为像素。

4. 窗位：把要显示的组织的 CT 值放在窗宽范围的中心位置，这就是窗位。

5. 窗宽：借助计算机，把需要显示的组织的 CT 值范围取出，按从黑到白不同灰度在显示屏上显示，这样 CT 值较小的差别也可以在图像中看出。这个范围就是窗宽。

6. PACS：图像存档和传输系统，是保存和传输图像的设备与软件系统。

7. 造影检查：人为引入人体管腔内或组织间隙的低密度或高密度的各种造影剂，目的是形成对比，以更好地显示组织结构及病变。

8. 脑萎缩：各种原因所致脑组织减少而继发的脑室和蛛网膜下隙扩大。

9. 脑积水：脑脊液产生和吸收失衡或脑脊液循环通路障碍所致脑室系统异常扩大。

10. 出血性脑梗死：脑梗死后缺血区血管再通，梗死区内血液溢出。

11. 腔隙性脑梗死：脑穿支小动脉闭塞引起的深部脑组织较小面积的缺血性坏死。

12. 硬膜外血肿：颅内出血积聚于颅骨与硬膜之间。

13. 硬膜下血肿：颅内出血积聚于硬脑膜与蛛网膜之间。

14. 肺血减少：肺动脉血流量异常减少。

15. 骨质软化：单位体积内骨组织有机成分正常而矿物质含量减少，因而骨内钙盐含量减低，骨发生软化。

16. 骨质增生硬化：单位体积内骨量增多，组织学上可见骨皮质增厚、骨小梁增粗增多，这是成骨增多或破骨减少或两者同时存在所致。

17. 骨质疏松：单位体积内骨组织减少，即骨的有机成分和钙盐都减少，但单位重量的骨质含钙量正常，即化学成分不变。

18. 骨质破坏:局部骨组织为病理组织所代替而造成的正常骨组织消失。

19. 骨质坏死:骨组织局部代谢停止,坏死的骨质称死骨。

20. 关节脱位:组成关节的骨骼的脱离或错位。

21. 肺门舞蹈:透视下见肺门和肺动脉干搏动增强,是肺动脉高压的表现。

22. 肺充血:又称肺血管增多,即肺动脉血流异常增多。X线表现为肺门增大,肺纹理增多增粗,肺动脉段凸出,透视时可见肺动脉搏动增强,扩张的血管边缘清楚,肺野透亮度增加。主要见于左向右分流畸形,心脏排血量增多。

23. 阻塞性肺不张:支气管突然阻塞后,肺泡内的气体多在18～24 h被吸收,相应的肺组织萎陷。

24. 肺空洞:是肺内病变组织发生坏死后经引流支气管排出形成的。

25. 肺淤血:如静脉回流受阻导致血液在肺内淤滞,简称肺淤血。

26. 肺实变:终末细支气管以远的含气腔隙的空气被病理性液体、细胞或组织替代。

27. 肺水肿:肺毛细血管内液体大量渗出入肺间质或(和)肺泡。

28. 肺动脉高压:肺动脉收缩压大于30 mmHg或平均压大于20 mmHg。

29. 肺静脉高压:肺静脉压力大于10 mmHg。

30. 充盈缺损:消化道内固定性病变如肿瘤突入管腔而使钡剂不能充填,常见于良恶性肿瘤与肉芽肿。为常见的消化道轮廓改变的影像学表现,表现为管腔内结节样、指压迹样阴影。

31. 龛影:消化道壁的局限性溃烂形成的缺损凹陷在充填钡剂后,切线位时形成边缘向外突出的影像。

32. 黏膜破坏:常为恶性肿瘤侵蚀所致,表现为黏膜皱襞的中断,局部黏膜皱襞消失、紊乱、僵直等。

33. 憩室:表现为管壁向外呈囊袋状膨出,有黏膜通入,能收缩使进入的钡剂排出。

34. 黏膜皱襞纠集:表现为黏膜皱襞从四周向病变处集中,呈放射状,见于溃疡瘢痕收缩或纤维收缩所致。

35. 灯泡征:肝海绵状血管瘤重 T_2WI 上其信号强度更高,超过胆囊信号,称为灯泡征。肾自截:全肾钙化,肾体积缩小或增大,肾功能受损,即为肾自截现象,可见于肾结核晚期。

36. "蜘蛛足"样改变:肿瘤或囊肿等的压迫使肾盏肾盂受压、伸直、拉长、狭窄、变形、闭塞、分离而导致的影像学改变。常见于多囊肾、肾癌。

37. 骨龄:在骨的发育过程中骨的原始骨化中心和继发骨化中心的出现时间,骨骺与干骺端骨性愈合时间及其形态变化有一定的规律性,这种规律以时间(月和年)来表示即骨龄。

38. 骨膜增生:又称骨膜反应,是因骨膜受刺激,骨膜内层成骨细胞活动增加形成骨膜新生骨,通常表示有病变存在。

39. Codman 三角:如引起骨膜反应的病变进展,已形成的骨膜新生骨可被破坏,破坏区两侧的残留骨膜新生骨呈三角形,称为 Codman 三角。

第一篇　医学影像诊断

第一部分　三基知识总论

单项选择题

1. 透视检查的基础是利用X线的：（　　）
A. 光学作用　B. 生物作用　C. 穿透作用
D. 电离作用　E. 荧光作用

2. 孕妇需避免X线检查，是因为：（　　）
A. X线的光化学效应　B. X线的荧光作用
C. X线的生物效应　D. X线的感光作用
E. 以上都不是

3. CR与普通X线成像比较其优点，叙述错误的是：（　　）
A. 提高了图像密度分辨率　B. 提高了图像显示能力
C. 降低X线曝光量　D. 提高了图像空间分辨率
E. 曝光宽容度增加

4. 关于DR成像优点的叙述，错误的是：（　　）
A. 成像慢　B. 噪声小　C. 图像质量好
D. 可转入PACS中　E. X线信息损失小

5. 根据CT工作原理，X线穿过人体后首先接收到的部分是：（　　）
A. 计算机　B. 阵列处理机　C. 探测器
D. 磁盘　E. 照相机

6. 螺旋CT扫描与传统CT扫描相比最重要的优势是：（　　）
A. 扫描速度快　B. 二维或三维成像效果好
C. 重建速度快　D. 容积扫描
E. 单层或多层连续扫描

7. 关于碘过敏反应的描述，错误的是：（　　）
A. 检查室应备足抢救设备和药品
B. 造影前用抗过敏药可减少碘过敏发生
C. 碘过敏试验阴性则不会发生碘过敏反应

D. 多见于血管内给予含碘造影剂

E. 用同一批号含碘造影剂也要做碘过敏试验

8. 下列 MRI 检查的禁忌证，除了：（　　）

A. 有心脏起搏器　　B. 幽闭恐惧症患者

C. 有心肺监护仪者　　D. 有碘过敏史

E. 体内有铁磁金属植入物

9. 下列关于窗位的概念，正确的是：（　　）

A. 窗位相当于显示灰阶的中心　　B. 窗位规定所显示 CT 值的范围

C. 不同机器的窗位值不同　　D. 窗位与所显示的组织 CT 值无关

E. 通常窗位选择以水的 CT 值为标准

10. 下列关于 CT 值的概念，正确的是：（　　）

A. 根据 CT 值可以对病变做出定性诊断

B. CT 值反映了物质内的成分

C. CT 值是物质密度的绝对值

D. 不同机器产生的 CT 值不同

E. CT 值反映了物质的密度

11. 人体 MRI 最常用的成像原子核是：（　　）

A. 氢原子核　　B. 钠原子核　　C. 钙原子核

D. 磷原子核　　E. 氮原子核

12. 关于窗宽，下列说法不正确的是：（　　）

A. 窗宽规定了显示 CT 值的范围

B. 调节窗宽的大小可改变图像中组织的密度对比

C. 组织 CT 值超过窗宽规定的范围时为全白密度

D. 缩小窗宽使图像中组织的密度对比缩小

E. 通常窗宽除以 16 等于每个灰阶包含的 CT 值

13. 以下临床表现中，不是血管内应用碘对比剂的不良反应：（　　）

A. 荨麻疹　　B. 面部潮红　　C. 腹泻

D. 球结膜水肿　　E. 呕吐

14. 根据 CT 值的定义公式，空气的 CT 值为：（　　）

A. −700 HU　　B. −800 HU　　C. −900 HU

D. −1 000 HU　　E. −1 100 HU

15. 当窗宽为 250，窗位为 50 时，其 CT 值显示范围为：（　　）

A. 50～250 HU　　B. −75～175 HU

C. −125～125 HU　　D. 0～250 HU

E. 50～300 HU

16. CT 基本设备不包括： (　　)

A. 扫描架、扫描床和 X 线发生系统
B. 计算机和数据采集、阵列处理系统
C. 操作台
D. 图像显示系统
E. 照相机

17. CT 值的定义是以______的衰减系数为标准来计算各种组织的 CT 值： (　　)

A. 空气　　B. 骨　　C. 水
D. 脑组织　　E. 以上都不是

18. 减轻或消除 CT 图像部分容积效应，可采用： (　　)

A. 提高扫描矩阵　　B. 缩小扫描层厚
C. 骨算法重建　　D. 提高扫描 X 线条件
E. 加大扫描层距

19. 在日常工作中，通过调节窗宽窗位来观察图像，要提高观察范围内组织的对比分辨率，首先应采取： (　　)

A. 适当减小窗宽　　B. 适当增大窗宽
C. 适当提高窗位　　D. 适当降低窗位
E. 以上都不是

20. 下列“碘过敏反应”中，最危险的是： (　　)

A. 面部潮红　　B. 喉部发痒　　C. 皮肤瘙痒
D. 打喷嚏　　E. 皮肤丘疹

参 考 答 案

单项选择题

1. E　**2.** C　**3.** D　**4.** A　**5.** C　**6.** A　**7.** C　**8.** D
9. A　**10.** E　**11.** A　**12.** D　**13.** C　**14.** D　**15.** B　**16.** E
17. C　**18.** B　**19.** A　**20.** B

第二部分　神经系统影像诊断

单项选择题

1. 颈内动脉虹吸部一般分为：（　）

A. 2 段　B. 3 段　C. 4 段
D. 5 段　E. 6 段

2. 颅内较常见的生理性钙化，除了：（　）

A. 大脑镰钙化　B. 床突间韧带钙化　C. 松果体钙化
D. 脉络膜丛钙化　E. 垂体钙化

3. 蝶鞍侧位片上可测量其前后径及深径，其平均值分别为：（　）

A. 10.5 mm，9.5 mm　B. 11.7 mm，9.5 mm
C. 12.0 mm，10.0 mm　D. 5.0 mm，10.0 mm
E. 10.0 mm，20.0 mm

4. 确诊早期听神经瘤的理想方法是：（　）

A. X 线平片　B. 桥小脑池空气造影
C. 脑池造影 CT 检查　D. 超声检查
E. MRI 检查

5. 头颅 CT 所示与肿瘤无关的是：（　）

A. 中线结构移位　B. 脑水肿
C. 颅骨吸收或破坏　D. 脑积水
E. 脑沟增宽

6. 脑脓肿壁形成早期，CT 表现为：（　）

A. 水肿最明显　B. 结节样增强
C. 不均匀环形增强　D. 均匀环形增强
E. 无水肿

7. 神经胶质瘤又称胶质瘤，起源于神经胶质细胞，不包括：（　）

A. 星形细胞瘤　B. 脑膜瘤　C. 少突胶质细胞瘤
D. 室管膜瘤　E. 髓母细胞瘤

8. 新鲜出血的 CT 值为：（　）

A. 20～40 HU　B. 30～50 HU　C. 40～60 HU
D. 50～70 HU　E. 60～80 HU

9. 下列选项中，脑膜瘤的典型 CT 表现是： ( )
A. 钙化、囊变坏死 B. 骨质破坏 C. 明显瘤周水肿
D. 占位效应明显 E. 大多为高密度，明显均匀增强

10. 髓母细胞瘤好发于： ( )
A. 儿童 B. 青壮年 C. 中年
D. 中老年 E. 老年

11. 女，6 岁，头痛，CT 示小脑蚓部有一 3 cm×3.5 cm 高密度影，明显增强，四脑室受压变窄，前移，幕上脑积水。最可能的诊断为： ( )
A. 髓母细胞瘤 B. 脑膜瘤 C. 脉络丛乳头状瘤
D. 脑结核 E. 血管网状细胞瘤

12. 胶质瘤的 CT 表现为： ( )
A. 可为不规则低密度 B. 可呈囊样低密度 C. 可强化
D. 可不强化 E. 以上都是

13. 急性硬膜外出血典型的 CT 表现是： ( )
A. 颅骨内板下方双凸形低密度区
B. 颅骨内板下方双凸形高密度区
C. 颅骨内板下方新月形高密度区
D. 颅骨内板下方新月形低密度区
E. 颅骨内板下方双凹形高密度区

14. 急性硬膜下出血典型的 CT 表现是： ( )
A. 颅骨内板下方双凸形低密度区
B. 颅骨内板下方双凸形高密度区
C. 颅骨内板下方新月形高密度区
D. 颅骨内板下方新月形低密度区
E. 颅骨内板下方双凹形低密度区

15. 下列选项中，不是化脓性脑脓肿 CT 表现的是： ( )
A. 可有占位效应 B. 强化环完整、均匀、光滑
C. 可见气液平 D. 强化环厚薄不均
E. 周围可有低密度水肿

16. 头颅 CT 上高密度病灶可以是： ( )
A. 室管膜瘤 B. 出血 C. 钙化
D. 脑膜瘤 E. 以上都是

17. 中线结构同侧移位提示同侧： ( )
A. 脑萎缩 B. 胶质瘤 C. 脑脓肿
D. 脑膜瘤 E. 硬膜下血肿

18. 急性脑中风影像诊断宜选择：（　　）

A. 颅骨平片　B. 脑室造影　C. 血管造影

D. CT 扫描　E. 超声成像

19. 女，30 岁，腰痛 2 年。CT 示腰 4 右侧椎旁有一 2 cm×3 cm 软组织密度肿块，呈哑铃形，强化明显，腰 4、5 右侧椎间孔扩大。最可能诊断为：（　　）

A. 神经源性肿瘤　B. 转移瘤　C. 巨细胞瘤

D. 淋巴瘤　E. 椎间盘突出

20. 最容易损伤脊髓的外伤是：（　　）

A. 横突孔骨折伴附件骨折　B. 椎体压缩性骨折伴横突骨折

C. 胸椎骨折伴肋骨骨折　D. 下腰椎骨折，骨折碎片进入椎管

E. 胸椎附件骨折，骨折碎片进入椎管

21. 最常见的椎管内神经源性肿瘤是：（　　）

A. 神经鞘瘤　B. 神经纤维瘤　C. 神经纤维肉瘤

D. 神经节细胞瘤　E. 神经节母细胞瘤

22. 急性颅脑损伤影像宜选择：（　　）

A. 颅骨平片　B. 脑室造影　C. 血管造影

D. CT 扫描　E. MRI 成像

23. 当疑有脑转移瘤时，优先的影像检查方法是：（　　）

A. 头颅平片　B. 脑血管造影　C. CT

D. 脑室造影　E. 核素扫描

24. 髓鞘形成异常病不包括：（　　）

A. 髓鞘形成不足　B. 脱髓鞘病变

C. 肾上腺脑白质营养不良　D. 海绵状变性

E. 异染性脑白质营养不良

25. 脑挫裂伤 CT 表现为：（　　）

A. 局部呈低密度改变　B. 散在点片状出血

C. 占位表现　D. 可合并蛛网膜下隙出血

E. 以上都对

26. 关于颅咽管瘤的描述，不正确的是：（　　）

A. 常见于儿童　B. 多为囊性　C. 多有钙化

D. 均发生于鞍上　E. 可出现脑积水

27. 下列关于脑膜瘤的描述，不正确的是：（　　）

A. 女性多见　B. 与硬脑膜粘连紧　C. 多有包膜

D. 均为实性肿块　E. 多呈较高密度

28. 脑内多发性硬化最常见的部位是： （　　）
A. 侧脑室周围白质　　B. 视交叉及视神经
C. 基底节　　D. 脑干
E. 小脑白质

29. 有关腔隙性脑梗死错误的描述是： （　　）
A. 好发于大脑深部、基底节区　　B. 皮层支动脉梗死
C. 大小约 0.5～1.5 cm　　D. 常多发
E. 可无临床症状

30. 颅脑先天性畸形神经管闭合障碍见于以下各病，错误的是 （　　）
A. 脑膨出　　B. Chiari Ⅱ 畸形
C. 脑裂畸形　　D. 颅裂畸形
E. 胼胝体发育不全

31. 男，36 岁，头痛，癫痫，CT 示脑实质多数高密度点状影和 0.5～1 cm 圆形低密度灶，呈环形增强。最可能的诊断是： （　　）
A. 多发性硬化　　B. 脑脓肿　　C. 结节性硬化
D. 脑囊虫病　　E. 病毒性脑炎

32. 女，25 岁，癫痫，CT 示侧脑室旁多发低密度灶，结节样或块状增强。最大可能是： （　　）
A. 转移瘤　　B. 脑囊虫　　C. 脑脓肿
D. 多发性硬化　　E. 髓鞘形成异常

33. 有关颅内压增高平片表现的描述，错误是： （　　）
A. 颅缝增宽　　B. 脑沟增宽　　C. 蝶鞍增大
D. 脑回压迹增多　　E. 颅壁变薄

34. 脑转移瘤好发于： （　　）
A. 大脑皮层　　B. 小脑皮层　　C. 大、小脑皮层
D. 脑髓质　　E. 皮髓质交界区

35. 头颅平片确定颅内压增高的主要依据是： （　　）
A. 颅骨骨质吸收，脑回压迹增多、增深
B. 蝶鞍改变，颅骨骨质吸收
C. 颅缝增宽，脑回压迹增多、增深
D. 颅缝增宽，蝶鞍改变，脑回压迹增多、增深
E. 颅缝增宽，颅骨骨质吸收

36. MRI 上、短 T_1、短 T_2 信号主要见于： （　　）
A. 胶质瘤　　B. 脑膜瘤　　C. 转移瘤
D. 黑色素瘤　　E. 听神经瘤

37. 脑脓肿形成期增强扫描脓肿壁明显强化具有以下特点，除了： （ ）

A. 完整　B. 光滑　C. 壁薄

D. 壁厚　E. 均匀

38. 头颅 CT 上低密度病灶常见于以下病变，错误的是： （ ）

A. 组织坏死　B. 脑水肿　C. 急性出血

D. 软化灶　E. 脂肪瘤

39. 常见的占位征象有以下病变： （ ）

A. 中线结构移位　B. 脑室移位　C. 脑室变形

D. 脑沟变化　E. 以上都是

40. 星形细胞瘤与脑梗死的鉴别最有意义的是： （ ）

A. 低密度　B. 不增强　C. 单脑叶分布

D. 多脑叶分布　E. 不按血管支配区分布

41. 确认小脑扁桃体延髓联合畸形，一般认为扁桃体低于枕大孔： （ ）

A. 10 mm　B. 7.5 mm　C. 6.0 mm

D. 5.0 mm　E. 4.0 mm

42. 脑血管畸形最常见的是： （ ）

A. 静脉畸形　B. 烟雾病　C. 动静脉畸形

D. 海绵状血管瘤　E. 毛细血管扩张症

43. 颅咽管瘤和髓母细胞瘤都好发于： （ ）

A. 儿童　B. 青壮年　C. 中年

D. 中老年　E. 老年

44. 脑转移瘤的常见 CT 表现不包括： （ ）

A. 多发　B. 瘤周水肿显著

C. 出血、坏死　D. 不同形式的强化并存

E. 钙化

45. CT 脊髓造影示脊髓增粗，蛛网膜下隙变窄，定位诊断为： （ ）

A. 髓内　B. 髓外硬膜外

C. 髓外硬膜内　D. 髓外硬膜内外

E. 髓内和硬膜内

46. 增强 CT 扫描，下列病变不增强的是： （ ）

A. 垂体腺瘤　B. 动脉瘤　C. 脑膜瘤

D. 蛛网膜囊肿　E. 髓质细胞瘤

47. 由于血脑屏障破坏所致的肿瘤增强是： （ ）

A. 脑膜瘤　B. 垂体瘤　C. 听神经瘤

D. 胶质瘤　E. 三叉神经瘤

48. 患者男，26 岁。头颅外伤 4 h。CT 轴位平扫示右颞骨骨折，头皮血肿，右颞部梭形不均匀高密度，中线结构左移。最可能的诊断为：（ ）

A. 右颞部急性硬膜外血肿
B. 右颞部急性硬膜下血肿
C. 右颞叶急性脑血肿
D. 右颞叶脑挫裂伤伴硬膜下血肿
E. 右颞部亚急性硬膜外血肿

49. 儿童最常见的脊髓肿瘤是：（ ）

A. 髓母细胞瘤
B. 少突胶质细胞瘤
C. 星形细胞瘤
D. 生殖细胞瘤
E. 畸胎瘤

50. 脊髓损伤包括以下各项，错误的是：（ ）

A. 脊髓震荡
B. 脊髓挫裂伤
C. 脊髓压迫
D. 脊髓横断
E. 脊髓空洞

参考答案

单项选择题

1. D	**2.** E	**3.** B	**4.** E	**5.** E	**6.** D	**7.** B	**8.** E
9. E	**10.** A	**11.** A	**12.** E	**13.** B	**14.** C	**15.** D	**16.** E
17. A	**18.** D	**19.** A	**20.** E	**21.** A	**22.** D	**23.** C	**24.** B
25. E	**26.** D	**27.** D	**28.** A	**29.** B	**30.** C	**31.** D	**32.** D
33. B	**34.** E	**35.** D	**36.** D	**37.** D	**38.** C	**39.** E	**40.** E
41. D	**42.** C	**43.** A	**44.** E	**45.** A	**46.** D	**47.** D	**48.** A
49. C	**50.** E						

第三部分　头颈部影像诊断

单项选择题

1. 内耳道狭窄的诊断依据是内耳道小于：（　　）

A. 1 mm　B. 3 mm　C. 5 mm

D. 7 mm　E. 9 mm

2. 鼻咽癌常规 X 线检查位置为：（　　）

A. 鼻咽侧位　B. 颅底位　C. 颈侧位

D. 汤氏位　E. 鼻咽侧位＋颏顶位

3. 颅底前后分 3 个颅凹，后颅凹有：（　　）

A. 破裂孔　B. 卵圆孔　C. 棘孔

D. 枕大孔　E. 视神经孔

4. 成人最常见的眼眶内原发性肿瘤是：（　　）

A. 泪腺多形性腺瘤　B. 海绵状血管瘤

C. 视神经胶质瘤　D. 脑膜瘤

E. 神经鞘膜瘤

5. 鼻旁窦中恶性肿瘤最多发生于：（　　）

A. 额窦　B. 前组筛窦　C. 后组筛窦

D. 上颌窦　E. 蝶窦

6. 最常见的喉癌类型为：（　　）

A. 黑色素瘤　B. 鳞癌　C. 腺癌

D. 未分化癌　E. 淋巴瘤

7. 关于鼻窦开口的叙述正确的是：（　　）

A. 额窦和上颌窦开口于中鼻道　B. 额窦开口于下鼻道

C. 筛窦和蝶窦开口于中鼻道　D. 额窦和蝶窦开口于上鼻道

E. 额窦开口于上鼻道

8. 继发性胆脂瘤多发生于：（　　）

A. 鼓窦　B. 外耳道　C. 上鼓室

D. 中鼓室　E. 下鼓室

9. 鼻咽常见良性肿瘤是：（　　）

A. 纤维血管瘤　B. 出血坏死性息肉　C. 乳头状瘤

D. 多形性腺瘤　　E. 神经鞘膜瘤

10. 颈部肿块最多见的是：（　）

A. 甲状腺肿　　B. 神经鞘瘤　　C. 颈动脉瘤
D. 神经纤维瘤　　E. 肿大的淋巴结

11. 观察上颌窦首选X线投照位置为：（　）

A. 头颅正位　　B. 头颅侧位　　C. 颅底位
D. 华氏位　　E. 柯氏位

12. 诊断鼻窦霉菌的最佳检查方法是：（　）

A. 平片　　B. CT平扫　　C. CT增强扫描
D. MRI　　E. B超

13. 视网膜母细胞瘤的首选检查方法是：（　）

A. B超　　B. CT　　C. MRI
D. 平片　　E. 眼底荧光摄影

14. 下列有关眼眶内海绵状血管瘤，错误的是：（　）

A. 是成人最常见的眼眶内原发性肿瘤
B. 中年女性多见
C. 眼外肌明显增粗
D. 可有眼球突出
E. MRI呈明显长 T_2 信号

15. 下列有关眼眶内炎性假瘤，错误的是：（　）

A. 一般为单侧
B. 泪腺增大
C. 眼外肌增粗，以肌腹增粗为主，肌腱正常
D. 可有眼球突出
E. 增强后轻中度强化

16. 下列有关眼型Graves病的描述，错误的是：（　）

A. 多双侧发病
B. 中年女性多见
C. 眼外肌增粗，以肌腹增粗为主，肌腱正常
D. 可有眼球突出
E. 眼外肌增粗，以肌腹、肌腱同时增粗为主

17. 诊断视神经胶质瘤，下列检查方法中最佳的是：（　）

A. 平片　　B. CT平扫　　C. CT增强扫描
D. MRI　　E. B超

18. 关于甲状腺肿物CT检查的描述，不正确的是：（　）

A. 确定肿瘤性与非肿瘤性病变非常困难
B. 不能鉴别肿瘤的良恶性
C. 不能确定肿瘤的范围
D. 增强扫描有助于病变检出
E. 可判断有无淋巴结转移

19. 下列选项中，不是视网膜母细胞瘤的常见 CT 表现的是：（ ）
A. 位于眼球壁内　B. 肿瘤内团块状钙化
C. 肿瘤密度较低　D. 肿瘤增强明显
E. 肿瘤可向眼球外膨出

20. 下列选项中关于鼻咽癌 CT 表现的描述，不正确的是：（ ）
A. 一侧咽隐窝变浅　B. 一侧腭肌肥大
C. 同侧鼓室含气消失　D. 咽旁间隙向内移位
E. 两侧咽腔不对称

参考答案

单项选择题

1. B　**2.** E　**3.** D　**4.** B　**5.** D　**6.** B　**7.** A　**8.** C
9. A　**10.** E　**11.** D　**12.** B　**13.** B　**14.** C　**15.** C　**16.** E
17. D　**18.** A　**19.** C　**20.** D

第四部分　呼吸系统影像诊断

单项选择题

1. 肺癌引起的阻塞性肺炎与一般肺炎区别有以下几点，不正确的是：（　　）
A. 体积缩小　B. 有支气管充气像　C. 同一部位反复发作
D. 合并肿块　E. 常有淋巴结肿大

2. 肺内直径小于 2 cm 病灶的最佳检查方法是：（　　）
A. HRCT　B. 透视　C. 胸部摄片
D. MRI　E. 螺旋 CT

3. 胸部增强 CT 有利于以下病变的诊断：（　　）
A. 纵隔淋巴结肿大　B. 肺炎　C. 胸水性质的判断
D. 粟粒型肺结核　E. 肺挫伤

4. 胸部增强 CT 不用于以下病变的诊断：（　　）
A. 发现肺门淋巴结　B. 纵隔淋巴结肿大
C. 肺内结节性病变的区别　D. 肺血管性病变
E. 胸水性质的判断

5. CT 纵隔淋巴结肿大的标准为其短径大于：（　　）
A. 1 mm　B. 0.5 mm　C. 8 mm
D. 10 mm　E. 15 mm

6. 构成肺门阴影最主要的结构是：（　　）
A. 肺动、静脉　B. 神经　C. 主支气管
D. 肺组织　E. 淋巴结

7. CT 肺门淋巴结肿大的标准为其短径大于：（　　）
A. 1 mm　B. 5 mm　C. 8 mm
D. 10 mm　E. 15 mm

8. 肺部空腔性病变常见于：（　　）
A. 肺癌　B. 结核厚壁空洞　C. 虫蚀样空洞
D. 支气管扩张　E. 气胸

9. 下列关于病变空洞的描述，错误的是：（　　）
A. 肺气囊：薄壁空洞
B. 肺脓肿：均匀厚壁空洞

C. 浸润性肺结核：薄壁空洞，有卫星灶
D. 肺癌：偏心空洞，有壁结节
E. 慢性纤维空洞性肺结核：纤维厚壁空洞

10. 下列支气管扩张的影像特点，不正确的是：（　　）
A. 局部肺纹理增多　B. 环状或蜂窝状影
C. 斑片状、索条样影　D. 可有葡萄征、手套征
E. 普通胸片正常可除外本病

11. 大叶性肺炎的典型影像学变化见于病变的：（　　）
A. 充血期　B. 实变期　C. 消散期
D. 消散期之初　E. 病变全程

12. 肺部肿块内有－90～－50HU 密度区，常见于：（　　）
A. 结核球　B. 外围型肺癌伴坏死　C. 炎性假瘤
D. 错构瘤　E. 肺囊肿

13. 肺间质疾病无纤维化的有：（　　）
A. 结节病　B. 系统性红斑狼疮　C. 癌性淋巴管炎
D. 矽肺　E. 类风湿关节炎

14. 肺内球形病灶称为肿块的直径应大于：（　　）
A. 2 cm　B. 3 cm　C. 4 cm
D. 5 cm　E. 6 cm

15. 两肺粟粒性病变除肺结核外，还可见于：（　　）
A. 小叶性肺炎　B. 过敏性肺炎　C. 支原体性肺炎
D. 吸入性肺炎　E. 中央性肺癌

16. 无壁空洞最常见于：（　　）
A. 周围性肺癌　B. 干酪性肺炎　C. 肺转移瘤
D. 肺脓肿　E. 浸润性肺结核

17. 粟粒型肺结核是指：（　　）
A. 原发性肺结核　B. 浸润性肺结核
C. 慢性纤维空洞型肺结核　D. 结核性胸膜炎
E. 血行播散型肺结核

18. 急性血行播散型肺结核的特点为：（　　）
A. 渗出病灶为主　B. 增殖性病灶为主　C. 纤维性病灶为主
D. 钙化病灶为主　E. 混合性病灶为主

19. 下列关于结核瘤的特点，错误的是：（　　）
A. 较高密度，可有钙化　B. 为 2 cm 以下球形影
C. 常有卫星灶　D. 可有小空洞形成

E. 边缘不清晰,有分叶

20. 肺部 X 线表现为锁骨下区纤维条索状阴影,应属于: ( )

A. 原发性肺结核　B. 血行播散型肺结核　C. 浸润性肺结核
D. 结核性胸膜炎　E. 慢性纤维空洞型肺结核

21. 肺癌性淋巴管炎之微结节常位于: ( )

A. 肺门周围　B. 肺底部　C. 支气管血管束周围
D. 肺尖部　E. 纵隔旁

22. 影像学表现不是浸润性肺结核常见征象的是: ( )

A. 肺部病变位于下叶背段　B. 虫蚀样空洞
C. 球形病灶　D. 结核球在 CT 增强时增强明显
E. 胸腔积液

23. 游离性胸膜腔积液在胸部摄片上就可见到,一般体积应为 ( )

A. 10 ml　B. 30 ml　C. 100 ml
D. 200 ml　E. 300 ml

24. 肺部良性肿瘤和肿瘤样病变最常见的是: ( )

A. 平滑肌瘤　B. 纤维瘤　C. 脂肪瘤
D. 错构瘤　E. 腺瘤

25. 双肺弥漫粟粒样阴影可见于下列病变,除了: ( )

A. 血源播散性肺结核　B. 肺转移瘤　C. 支气管肺炎
D. 结节病　E. 矽肺

26. 外围性错构瘤的特征性表现为: ( )

A. 肿瘤小于 2 cm　B. 肿块有分叶　C. 边缘光滑
D. 内有爆米花样钙化　E. 空洞形成

27. 细支气管肺泡癌属于: ( )

A. 鳞癌　B. 大细胞癌　C. 小细胞癌
D. 腺癌　E. 表皮样癌

28. 中晚期肺癌生长方式常表现为: ( )

A. 管内型　B. 管壁型　C. 管外型
D. 混合型　E. 都不是

29. 厚壁空洞的洞壁厚度超过: ( )

A. 3 mm　B. 5 mm　C. 7 mm
D. 9 mm　E. 10 mm

30. 早期中央型肺癌常表现为: ( )

A. 肺门淋巴结肿大　B. 肺门部肿块　C. 支气管腔内结节
D. 胸水　E. 肾上腺转移

31. 支气管阻塞引起的支气管扩张常表现为：（　）
A. 囊状透亮影　B. 卷发状透亮影　C. 蜂窝状透亮影
D. 含气支气管征　E. 柱状条索状

32. 局限性肺气肿不发生于：（　）
A. 中央型肺癌　B. 支气管异物　C. 中央型错构瘤
D. 肺炎　E. 肺结核纤维化周围

33. 中央型肺癌的直接征象不包括：（　）
A. 肺门增大　B. 肺门肿块　C. 阻塞性肺不张
D. 支气管壁增厚　E. 支气管狭窄

34. 异物引起的阻塞性肺炎常不出现：（　）
A. 小叶或小叶融合阴影　B. 肺段实变
C. 肺叶实变　D. 肺体积缩小
E. 肺门部肿块

35. 肺转移性肿瘤常不出现：（　）
A. 多发性结节　B. 粟粒样结节　C. 转移灶可有空洞
D. 转移灶可有钙化　E. 肺叶实变

36. 肺挫伤不出现：（　）
A. 肺纹理模糊　B. 斑片状阴影　C. 病灶不按肺段分布
D. 肺门淋巴结肿大　E. 可合并肺撕裂伤

37. CT、MRI 上有以下表现，可提示胸腺瘤恶变，错误的是：（　）
A. 肿瘤短期内明显增大　B. 肿瘤边界不清，向邻近组织浸润
C. 点状、曲线状钙化　D. 轮廓不规则、分叶状
E. 出现胸腔积液和胸膜肿瘤结节

38. 纵隔畸胎瘤的 CT、MRI 表现特点如下，其中错误的是：（　）
A. 囊性病灶　B. 圆形、椭圆形或不规则形
C. 其中可有脂肪、骨骼　D. 囊壁可有钙化
E. MRI 不仅可显示囊变、脂肪，而且可显示钙化

39. 下列关于纵隔神经源性肿瘤的描述，错误的是：（　）
A. 多位于后纵隔，以良性肿瘤为主
B. MRI 对显示伴椎管内的肿瘤更好
C. CT 呈边缘清楚光滑的肿块，有时可见椎间孔扩大
D. MRI 上信号复杂，可有不同信号强度
E. 有明显钙化

40. 纵隔囊肿常见的有以下几种，错误的是：（　）
A. 淋巴管囊肿　B. 支气管囊肿　C. 心包囊肿

D. 食管囊肿　　E. 假性动脉瘤

41. MRI 在肺癌诊断上有以下作用，错误的是：（　　）

A. 根据流空效应判断肺门及纵隔淋巴结转移

B. 判断肿瘤与血管的关系

C. 了解胸壁的侵犯

D. 可增强，以便与结核球区别

E. 根据钙化状况，以便与结核球区别

42. 纵隔恶性淋巴瘤有以下表现，错误的是：（　　）

A. 上纵隔增宽呈波浪状　　B. 常多组淋巴结受累

C. 常有包膜钙化　　D. 可侵犯心包

E. 向肺内浸润呈线状、小结节状

43. 胸内甲状腺有以下表现，错误的是：（　　）

A. 大多位于胸骨后　　B. 恶性者较少见

C. 因甲状腺含碘 CT 值较高　　D. 气管常向前侧方移位

E. 气管常向后侧方移位

44. 周围型肺癌可有以下表现，错误的是：（　　）

A. 分叶　　B. 有毛刺　　C. 有小泡征

D. 空洞形成　　E. CT 不增强

45. 周围型肺癌 CT 三维重建可有以下显示，错误的是：（　　）

A. 肿块分叶　　B. 胸膜凹陷　　C. 肿块累及胸膜

D. 肿块与血管的关系　　E. 清晰显示纵隔淋巴结

46. 下列胸部 CT 检查特点的描述，错误的是：（　　）

A. 横断面显示，克服胸片上的影像重叠

B. 对纵隔旁、横膈周围及胸膜下病灶显示较胸片好

C. 是肺部疾病诊断的首选方法

D. 冠状面和矢状面重建图像分辨率较低

E. 对纵隔内软组织分辨率不高

47. 胸片上所示的密度减低阴影是指病变密度低于：（　　）

A. 肺组织　　B. 胸大肌　　C. 胸壁软组织

D. 肋骨　　E. 心脏

48. 由 3～5 支终末细支气管组成的肺结构称为：（　　）

A. 肺小叶　　B. 初级小叶　　C. 次级小叶

D. 肺段　　E. 肺腺泡

49. 构成肺门阴影最主要的结构是：（　　）

A. 肺动、静脉　　B. 神经　　C. 主支气管

D. 肺组织　E. 淋巴结

50. 胸片上双侧肺门影增大可见于：（　）

A. 大叶性肺炎　B. 慢性肺源性心脏病

C. 慢性纤维空洞型肺结核　D. 法洛四联征

E. 肺隔离症

51. 无壁空洞最常见于：（　）

A. 周围性肺癌　B. 干酪性肺炎　C. 肺转移瘤

D. 肺脓肿　E. 浸润性肺结核

52. 最易出现空洞内液平的病变是：（　）

A. 浸润性肺结核　B. 急性肺脓肿

C. 慢性纤维空洞型肺结核　D. 肺癌

E. 肺囊肿合并感染

53. 双肺弥漫粟粒样阴影可见于下列病变，除了：（　）

A. 血行播散型肺结核　B. 肺转移瘤　C. 支气管肺炎

D. 结节病　E. 矽肺

54. 大叶性肺炎的典型影像学变化见于病变的：（　）

A. 充血期　B. 实变期　C. 消散期

D. 消散期之初　E. 病变全程

55. 下述选项不是原发综合征的影像特点的是：（　）

A. 病灶呈哑铃状

B. 原发灶多位于右肺上叶下部和下叶肺上部

C. 肺门淋巴结炎吸收比肺内病灶快

D. 原发灶为中央密度深、边缘淡而模糊的片状阴影

E. 一般淋巴管炎不易显示

56. 继发性肺结核影像的特点，除了：（　）

A. 纤维灶　B. 增殖灶　C. 钙化

D. 肺门淋巴结肿大　E. 肺内病灶新旧不一

57. 下列有关周围性肺癌的胸片影像，错误的是：（　）

A. 病变早期与炎症有时难以鉴别　B. 反“S”征

C. 短小毛刺　D. 癌性空洞，少有液平面

E. 合并炎症时，其周缘模糊

58. 下列关于肺转移瘤的观点，错误的是：（　）

A. 肺动脉是最常见的转移途径　B. 胃癌是最常见的原发肿瘤

C. CT 检出率高于胸片　D. 对肺内小灶显示，MRI 不及 CT

E. 肺尖、胸膜下、肋膈角等处病变，胸片易漏诊

59. 肺转移瘤最常见的CT表现是：（　）
A. 多发结节影　B. 粟粒状影　C. 小斑片状影
D. 蜂窝状影　E. 孤立性结节影

60. 下列关于气胸的描述，正确的是：（　）
A. 气胸区域可见到肺纹理
B. 张力性气胸，纵隔可向健侧移位
C. MRI对本病的诊断价值最高
D. 不同病因气胸的影像表现不同
E. 单纯性气胸：立位胸片示外高内低致密影

61. 关于纵隔神经源性肿瘤的诊断要点，错误的是：（　）
A. 好发于后上纵隔脊柱旁　B. 多为恶性肿瘤
C. 多为均匀强化　D. 平扫CT值30～50 HU
E. 形态规则，边缘光滑

62. 下列检查中，最有助于支气管扩张诊断的是：（　）
A. 胸片　B. 超声　C. 高分辨率CT扫描
D. MRI　E. DSA

63. 中央型肺癌的胸片表现，最早出现的通常是：（　）
A. 阻塞性肺炎　B. 局限性肺不张　C. 局限性肺气肿
D. 肺门肿块影　E. 反“S”征

64. 中央型肺癌一般发生在：（　）
A. 主支气管　B. 叶支气管　C. 段支气管
D. 段以下支气管　E. 段以上支气管

参考答案

单项选择题

1. B	**2.** A	**3.** A	**4.** E	**5.** E	**6.** A	**7.** D	**8.** D
9. A	**10.** E	**11.** B	**12.** D	**13.** C	**14.** A	**15.** B	**16.** B
17. E	**18.** B	**19.** E	**20.** C	**21.** C	**22.** D	**23.** E	**24.** D
25. C	**26.** D	**27.** D	**28.** D	**29.** A	**30.** C	**31.** E	**32.** D
33. C	**34.** E	**35.** E	**36.** D	**37.** C	**38.** E	**39.** E	**40.** E
41. E	**42.** C	**43.** D	**44.** E	**45.** E	**46.** C	**47.** A	**48.** A
49. A	**50.** B	**51.** B	**52.** B	**53.** C	**54.** B	**55.** C	**56.** D
57. B	**58.** B	**59.** A	**60.** B	**61.** B	**62.** C	**63.** C	**64.** E

第五部分 循环系统影像诊断

单项选择题

1. 一般不用于检查心脏的体位是： ( )
A. 后前立位片 B. 左前斜位 C. 右前斜位
D. 左侧位 E. 右侧位

2. 在远达片后前立位上，右心缘上段为： ( )
A. 上腔静脉及升主动脉的复合投影 B. 上腔静脉
C. 升主动脉 D. 右心房
E. 左心房

3. 在远达片后前立位上，正常情况下左心缘看不到： ( )
A. 主动脉结 B. 肺动脉段 C. 左心耳
D. 右心室 E. 左心室

4. 45°右前斜位片，正常情况下心前缘自上而下为： ( )
A. 升主动脉、主肺动脉干、右心室圆锥部、右心室
B. 升主动脉、右心室漏斗部、右心室、左心室
C. 升主动脉、主肺动脉干、右心室、左心室
D. 主肺动脉干、右心室圆锥部、左心房、左心室
E. 主肺动脉干、右心室漏斗部、右心房、右心室

5. 60°左前斜位片，正常情况下心后缘自上而下为： ( )
A. 右心房、右心室 B. 右心房、左心房 C. 左心房、左心室
D. 右心室、左心室 E. 右心房、左心室

6. X线平片判断心脏增大的方法时，心脏横径是： ( )
A. 左、右心缘至体中线的最大距离之和
B. 左心缘至右心缘的距离
C. 左心缘至体中线的最大距离
D. 右心缘至体中线的最大距离
E. 右膈顶水平胸廓的内径

7. 下列关于二尖瓣型心脏的描述，错误的是： ( )
A. 肺动脉段凸出及心尖上翘
B. 主动脉结缩小

C. 形如梨形
D. 反映右心负荷或以其为主的心腔变化
E. 肺动脉段凹陷及心尖下移

8. 气管隆凸开大，一般见于：（　　）
A. 右心房增大　B. 左心房增大　C. 右心室增大
D. 左心室增大　E. 膈肌上抬

9. 右前斜位，服钡检查示中下段食管有局限性压迹和移位，此征象表示：（　　）
A. 右心房增大　B. 左心房增大　C. 右心室增大
D. 左心室增大　E. 右心增大

10. 在远达片上，心尖下移、相反搏动点上移、心腰凹陷，此征象表示：（　　）
A. 右心房增大　B. 左心房增大　C. 右心室增大
D. 左心室增大　E. 右心增大

11. 在远达片上出现双房影，此征象表示：（　　）
A. 右心房增大　B. 左心房增大　C. 右心室增大
D. 左心室增大　E. 胸主动脉屈曲延长

12. 下列X线征象中，不是肺血增多的表现的是：（　　）
A. 肺血管纹理增多
B. 肺动脉段凸出，两肺门动脉扩张，搏动增强
C. 扩张的血管边缘清楚
D. 肺野透明度正常
E. 肺野内出现扭曲而紊乱的血管影

13. 下列X线征象中，不是肺血减少的表现的是：（　　）
A. 肺血管纹理变细　B. 肺门动脉正常
C. 肺野透明度增加　D. 肺动脉段凸出
E. 肺静脉扩张

14. 下列X线征象中，不是肺动脉高压的表现的是：（　　）
A. 肺动脉段明显凸出　B. 肺门动脉扩张、搏动增强
C. 出现肺门截断现象　D. 右心室增大
E. 肺纹理增多，边缘模糊

15. 下列关于K氏B线的描述错误的是：（　　）
A. 是一种间隔线　B. 是肺泡间隔水肿增厚的投影
C. 见于间质性肺水肿　D. 呈网格状影
E. 常见于二尖瓣狭窄和慢性左心衰竭

16. 关于肺泡性肺水肿的描述，正确的是：（　　）

A. 上肺静脉扩张、下肺静脉正常或缩窄
B. 胸膜下或(和)胸腔少量积液
C. 肺门影增大,边缘模糊
D. 一侧或两侧肺广泛分布的斑片状阴影,边缘模糊,在短期内变化较大
E. 肺野透明度增加

17. 左心衰竭的X线表现,应除外: ( )
A. 较重的肺淤血+肋膈角或(和)叶间少量积液
B. 间质性肺水肿
C. 上腔静脉扩张
D. 肺泡性肺水肿
E. 左室房的增大

18. 目前首选的无创检查房间隔缺损的方法是: ( )
A. X线平片 B. CT C. MRI
D. 超声心动图 E. 心血管造影

19. 迄今,诊断动脉导管未闭的"金标准"是: ( )
A. X线平片 B. CT C. MRI
D. 超声心动图 E. 心血管造影

20. 目前,诊断肺动脉瓣狭窄首选的无创影像技术是: ( )
A. X线平片 B. CT C. PET
D. MRI E. 超声心动图

21. 下列畸形,不属于法洛四联征的是: ( )
A. 肺动脉狭窄 B. 右心室肥厚 C. 房间隔缺损
D. 主动脉骑跨 E. 室间隔缺损

22. 下列X线征象,不属于法洛四联征的是: ( )
A. 肺血减少 B. 两肺门动脉细小
C. 主动脉升弓部增宽、凸出 D. 心脏近似靴形
E. 肺动脉段一心腰部膨隆,心尖圆隆

23. 用于心脏的检查,与CT比较,MRI具有下列优势,除了: ( )
A. 可获得标准的三维图像和斜位图像
B. 改变扫描序列可提高病变的识别和鉴别能力
C. 无X射线的副作用
D. 检查的时间更短
E. 对心脏形态、结构和病变的显示能力更强

24. 下列X线征象,不属于单纯典型风湿性心脏病二尖瓣狭窄的表现: ( )
A. 肺淤血 B. 心脏呈"二尖瓣"型

C. 左心房增大　　D. 右心室增大
E. 肺纹理稀疏

25. 风湿性心脏病二尖瓣狭窄时，心影呈：（　）
A. 梨形心　　B. 横位心　　C. 靴形心
D. 悬滴状心　　E. 球形心

26. 风湿性心脏病最常见的瓣膜病变是：（　）
A. 二尖瓣狭窄　　B. 二尖瓣关闭不全
C. 三尖瓣狭窄　　D. 主动脉瓣狭窄
E. 主动脉瓣关闭不全

27. 心室壁瘤的X线表现不包括：（　）
A. 左室缘局限性膨凸　　B. 左心室“不自然”增大
C. 左室缘搏动异常　　D. 左室壁钙化
E. 心腰部膨凸，心尖圆隆上翘

28. 下列疾病特点是心脏局部出现矛盾运动的是：（　）
A. 缩窄性心包炎　　B. 心肌炎
C. 心包积液　　D. 克山病
E. 室壁瘤

29. 肺源性心脏病，心影有时可呈：（　）
A. 梨形心　　B. 横位心　　C. 悬垂型心
D. 靴形心　　E. 主动脉型心

30. 下列对于肥厚型心肌病的描述，错误的是：（　）
A. 心肌肥厚　　B. 心腔不扩张，且多缩小、变形
C. 最常累及肌部室间隔　　D. 心室舒张受限
E. 心室的收缩功能降低

31. 大量心包积液的典型X线征象，应除外：（　）
A. 肺纹理增多、增粗　　B. 心影向两侧扩大
C. 心腰及心缘各弓的正常分界消失　　D. 心缘搏动普遍减弱
E. 短期内心影大小可有明显变化

32. 诊断缩窄性心包炎较可靠的X线征象是：（　）
A. 心脏搏动减弱　　B. 心缘僵直，正常弧形消失
C. 心包钙化　　D. 间质性肺水肿
E. 上腔静脉影增宽

33. 用CT来诊断缩窄性心包炎，错误的是：（　）
A. 平扫显示心包异常不规则增厚
B. 不能发现X线平片未能显示的钙化灶

C. EBCT 增强扫描能观察到左、右心室内径缩小
D. 可显示腔静脉扩张，左、右心房扩大
E. 可显示腹水及胸腔积液

34. 关于胸主动脉瘤的描述，错误的是：（　　）
A. 可分为真性和假性动脉瘤
B. 真性动脉瘤可分为囊状、梭形和混合型
C. 假性动脉瘤的瘤壁由动脉壁的 3 层组织构成
D. 基本 X 线征象是纵隔阴影增宽或形成局限性块影
E. 肿块或纵隔增宽影可见扩张性搏动

35. 关于胸主动脉夹层动脉瘤的描述，错误的是：（　　）
A. Debakey 将主动脉夹层分为三型
B. 主要症状是胸背痛、气短、咳嗽、声音嘶哑等
C. 特征性 CT 征象是内膜钙化外移，并显示真假腔及内膜瓣片
D. CT 增强扫描可显示附壁血栓
E. CT 三维重建可从不同解剖角度观察其主要征象和病变范围

36. 下列征象中，不属于右心室增大的表现的是：（　　）
A. 心尖圆隆、上翘
B. 心腰凸出
C. 右前斜位示圆锥部膨凸
D. 左前斜位示心前缘右室段向前膨凸
E. 左前斜位示心室间沟向前下移位

37. 一般来说，成人心胸比率的正常上限为：（　　）
A. 0.40　　B. 0.50　　C. 0.55
D. 0.60　　E. 0.65

38. 下列哪个征象不属于肺栓塞的 X 线表现：（　　）
A. 一侧或某个区域肺血管纹理显著稀疏
B. 同侧肺门或相应叶、段动脉阴影细小
C. 对侧肺门阴影扩张
D. 叶、段动脉或分支粗细不均，走行异常
E. 心影呈主动脉型

39. 正常成人右下肺动脉主干直径一般为：（　　）
A. ≤ 5 mm　　B. ≤ 8 mm　　C. ≤ 10 mm
D. ≤ 15 mm　　E. ≤ 20 mm

40. 右前斜位 X 线摄片上食管压迹加深，提示：（　　）
A. 左心室增大　　B. 右心房增大

C. 右心室增大　　D. 主动脉增宽，扭曲
E. 左心房增大

41. 风湿性心脏病二尖瓣病变时肺血管的改变是：（　）
A. 肺充血　　B. 肺出血　　C. 肺淤血
D. 肺栓塞　　E. 肺缺血

42. 下述风湿性心脏病二尖瓣狭窄的影像，错误的是：（　）
A. 间质性肺水肿　　B. 肺门影增大　　C. 梨形心
D. 双房影　　E. 主动脉结增大

43. 左前斜位上，心后间隙消失见于：（　）
A. 左心房增大　　B. 左心室增大　　C. 右心房增大
D. 右心室增大　　E. 二尖瓣狭窄

44. 肺血减少的 X 线平片表现，除了：（　）
A. 肺门缩小
B. 右下肺动脉干变细
C. 肺野透亮度降低
D. 肺野内见走行紊乱的网状血管影
E. 肺纹理稀疏

45. 下列关于 MRI 检查循环系统的描述错误的是：（　）
A. MRI 仅可从冠状面、矢状面与横断面来显示心脏大血管的解剖结构
B. MRI 在循环系统的临床应用广泛
C. MRI 可用于检查心脏瓣膜疾病
D. 屏气法 MRI 电影可观察左室收缩率的变化
E. 心肌标记技术可以鉴别慢速血流和血栓

46. MRI 用于诊断主动脉瘤，错误的是：（　）
A. 可显示瘤体大小　　B. 可显示瘤壁钙化
C. 可显示瘤内附壁血栓　　D. 可显示瘤腔外的情况
E. 可显示受累的动脉大分支

47. MRI 可显示下列心脏结构，除了：（　）
A. 房室间隔　　B. 心肌壁厚度　　C. 心腔大小
D. 人工生物瓣膜　　E. 金属瓣膜

48. MRI 显示主动脉夹层真腔与假腔主要基于两者血流速度不同。以下叙述中正确的是：（　）
A. 真腔内血流速度快，一般显示为高信号
B. 真腔内血流速度慢，一般显示为低信号
C. 真腔内血流速度快，一般显示为无信号

D. 假腔内血流速度快，一般显示为低信号
E. 真腔内血流速度慢，一般显示为高信号

49. MRI 诊断心包积液的优点，除了： ( )
A. 发现少量心包积液敏感 B. 定位准确
C. 价格便宜 D. 可作半定量分析
E. 对包裹性积液定位较佳

50. MRI 诊断法洛四联征的优点是： ( )
A. 大视野
B. 多体位直接成像
C. 空间分辨率优于超声心动图
D. 对左右肺动脉观察优于超声心动图
E. 以上都是

参 考 答 案

单项选择题

1. E **2.** A **3.** D **4.** A **5.** C **6.** A **7.** E **8.** B
9. B **10.** D **11.** B **12.** E **13.** E **14.** E **15.** D **16.** D
17. C **18.** D **19.** E **20.** E **21.** C **22.** E **23.** D **24.** E
25. A **26.** A **27.** E **28.** E **29.** C **30.** E **31.** A **32.** C
33. B **34.** C **35.** C **36.** E **37.** B **38.** E **39.** D **40.** E
41. C **42.** E **43.** B **44.** C **45.** A **46.** B **47.** E **48.** C
49. C **50.** E

第六部分　腹部影像诊断

单项选择题

1. 关于食管的影像解剖描述，下列错误的是：（　　）

A. 食管入口处相当于颈6椎体水平，止于胸10～11椎体水平与贲门连接

B. 食管全长约25～30 cm，自门齿至贲门约40～45 cm，食管宽约2～3 cm

C. 左前斜位，吞钡造影食管前缘可见主动脉弓压迹、左主支气管压迹和左心房压迹

D. 第三蠕动波常见于老年人，边缘可呈波浪状或锯齿状

E. 吞钡造影时，食管黏膜像可见3～5条食管黏膜线

2. 下述正常食管X线解剖中，错误的是：（　　）

A. 通常有3个生理性狭窄　B. 老年人可见第三收缩波

C. 通常分颈段、胸段、腹段　D. 黏膜纹与胃相似

E. 钡剂检查时可见到3个生理压迹

3. 下述胃X线解剖知识，错误的是：（　　）

A. 角切迹至幽门间为胃窦

B. 仰卧位检查，胃窦靠右侧，胃底靠左侧

C. 胃大弯黏膜皱襞比胃小弯黏膜皱襞粗

D. 胃底黏膜皱襞走向比胃窦部黏膜皱襞规则

E. 胃窦部胃小区显示率最高

4. 正常胃体部黏膜皱襞宽度一般不超过：（　　）

A. 3 mm　B. 4 mm　C. 5 mm

D. 6 mm　E. 8 mm

5. 下列关于胃的钡剂检查的说法，错误的是：（　　）

A. 正常胃一般可同时有3～4个收缩波

B. 胃蠕动一般由胃体上部开始

C. 胃蠕动为向心性收缩

D. 胃排空时间一般为1.5～3 h

E. 胃排空与胃张力、蠕动和幽门功能等有关

6. 上消化道钡餐检查，正常空肠黏膜皱襞多呈：（　　）
A. 弹簧状　B. 腊肠状　C. 羽毛状或雪花状
D. 鱼骨状　E. 线状

7. 右侧膈下游离气主要须相鉴别的症状是：（　　）
A. 胃泡　B. 间位结肠　C. 先天性巨结肠
D. 气胸　E. 气肿性胆囊炎

8. 立位片上，腹部游离气体的典型影像为：（　　）
A. 球形　B. 不规则形　C. 新月形
D. 半球形，有“气液面”　E. 与胸腔间距大于 15 mm

9. 下列疾病中，没有龛影表现的是：（　　）
A. 食管憩室　B. 胃溃疡　C. 胃癌
D. 食管癌　E. 肠结核

10. 食管静脉曲张的影像学检查方法中最常用的简便有效的方法是：（　　）
A. 食管钡餐检查　B. 食管 CT 检查　C. 食管 MRI 检查
D. 血管造影检查　E. 超声检查

11. 下列食管癌与食管静脉曲张的鉴别诊断中，最有价值的是：（　　）
A. 发生部位　B. 呕血　C. 男性多见
D. 中老年多见　E. 食管钡餐透视观察食管的蠕动情况

12. 关于食管静脉曲张的描述，不正确的是：（　　）
A. 是门静脉高压的主要并发症，常见于肝硬化患者
B. 轻度患者，病变主要局限于食管下段，黏膜皱襞稍增宽，管腔边缘稍不平整
C. 中度患者，病变累及食管中下段，黏膜皱襞增粗呈结节状或串珠状充盈缺损
D. 重度患者，可累及食管全长，黏膜皱襞增粗呈结节状或串珠状充盈缺损，排空延迟
E. 只有中度或重度患者才能在吞钡造影时发现

13. 早期食管癌的检出率在检查中较高的方法是：（　　）
A. X 线　B. CT　C. MRI
D. 超声　E. DSA

14. 疑有食管异物，在 X 线检查时，下列说法错误的是：（　　）
A. 食管异物最易停留在食管的生理狭窄处
B. 透视可清晰显示如金属或骨类的不透 X 线异物影
C. 透 X 线的异物需要用钡棉检查，无挂棉现象即可排除异物
D. 食管异物可引起食管周围脓肿

E. 食管异物可引起大血管破裂导致大出血

15. 关于食管平滑肌瘤，下列描述错误的是：（　　）

A. 患者病史较长，可以有进食梗阻和胸骨后疼痛感
B. 肿瘤边界锐利，充盈缺损明显
C. 肿瘤表面钡剂涂抹不均匀，可有小的溃疡形成
D. 食管壁光滑柔软，食管蠕动正常
E. 食管黏膜皱襞无黏膜破坏，典型征象可见“环形征”

16. 早期食管癌的描述，错误的是：（　　）

A. 指局限于黏膜和黏膜下层的病变
B. 不论病变范围多大，无周围及远处淋巴结转移
C. 吞钡检查可见黏膜有中断和破坏
D. 吞钡检查可见小的龛影和充盈缺损
E. 双对比造影和食管吞钡连续摄影检查可以提高阳性检出率

17. CT 可对食管癌进行分期，对其可切除性和预后的评估有重要作用。下列叙述中恰当的是：（　　）

A. 一期：腔内肿块，食管壁无增厚，无纵隔蔓延或转移，食管周围脂肪清晰
B. 二期：食管壁增厚超过 5 mm，无纵隔蔓延或转移，食管周围脂肪清晰
C. 三期：食管壁增厚并累及周围组织，纵隔淋巴结转移，无远处转移
D. 四期：有远处转移
E. 以上都对

18. 反流性食管炎，下列叙述错误的是：（　　）

A. 反流性食管炎又称消化性食管炎，可以分为生理性或病理性两种
B. 轻度患者，仅见食管下段痉挛性收缩和黏膜皱襞增粗以及食管反流
C. 中度患者，食管下段痉挛明显，可见小结节样充盈缺损
D. 重度患者，食管狭窄明显，可呈漏斗状，食管壁毛糙并可见小的溃疡形成
E. 钡餐检查时，只有立位看到食管反流，才能诊断反流性食管炎

19. 38 岁女性患者，钡餐示食管壁张力减低，蠕动减弱，钡剂排空延迟，并在食管下段见到串珠状充盈缺损影。首先考虑：（　　）

A. 反流性食管炎　　B. 食管下段平滑肌瘤
C. 食管下段静脉曲张　　D. 食管癌
E. 食管裂孔疝

20. 26 岁女性，因进食困难，加重 1 年就诊。钡餐检查示食管重度扩张，黏膜完整，蠕动减弱，食管下段贲门开口处呈鸟嘴样狭窄，钡剂通过缓慢。最

可能的诊断为：（　　）

A. 贲门失弛缓症　B. 贲门癌　C. 反流性食管炎

D. 食管下段静脉曲张　E. 食管下段憩室

21. 胃溃疡好发于：（　　）

A. 胃底部　B. 胃体部　C. 胃窦部小弯侧

D. 胃窦部大弯侧　E. 幽门部

22. 胃溃疡的征象中，下列叙述最为恰当的是：（　　）

A. 胃溃疡可以见到龛影，其形态可以多变，可呈乳头状、半圆形或锥形

B. 根据龛影周围水肿带的不同可以有黏膜线、项圈征和狭颈征

C. 溃疡周围黏膜可以呈放射状改变，为溃疡修复性改变

D. 可以引起胃的变形，幽门梗阻可导致胃扩张和胃潴留

E. 以上叙述都正确

23. 溃疡出现下列征象中，提示溃疡可能发生恶变的是：（　　）

A. 溃疡龛影形态呈半圆形突出于胃腔之外

B. 龛影周围发现项圈征和狭颈征

C. 溃疡周围胃变形或胃潴留

D. 溃疡周围出现充盈缺损、黏膜破坏或环堤形成

E. 以上都不正确

24. 胃癌好发于：（　　）

A. 贲门部　B. 胃底部　C. 胃体部

D. 胃窦部　E. 幽门部

25. 下列关于早期胃癌的描述，错误的是：（　　）

A. 病变局限于黏膜层

B. 病变局限于黏膜层或黏膜下层

C. 病变的大小与早期胃癌的定义无关

D. 有无周围淋巴结转移与早期胃癌的定义无关

E. 病变仅累及黏膜肌层

26. 早期胃癌，下列影像学检查方法中首选的是：（　　）

A. 传统的钡餐检查技术　B. 气钡双重检查技术

C. 低张气钡双重检查技术　D. CT

E. MRI

27. 溃疡型胃癌的 X 表现，下列选项错误的是：（　　）

A. 溃疡大而浅，位于胃轮廓之内，称为腔内龛影

B. 龛影周围可见环堤和指压迹样改变

C. 溃疡周围出现项圈征或狭颈征

D. 溃疡周围胃黏膜中断、破坏
E. 病变部位胃壁僵硬，蠕动消失

28. 下列X线征象中，可作为食管静脉曲张与食管癌的鉴别要点的是：（　　）
A. 充盈缺损　　B. 管腔边缘凹凸不平
C. 钡剂通过缓慢　　D. 管壁仍见扩张与收缩现象
E. 纵行黏膜皱襞消失

29. 食管贲门失弛缓症与食管下段癌的鉴别要点是：（　　）
A. 狭窄上方食管明显扩张　　B. 食管蠕动减弱或消失
C. 狭窄段黏膜完整，管壁柔软　　D. 钡剂通过缓慢
E. 扩张食管内出现液平

30. 关于胃窦炎的描述，错误的是：（　　）
A. 肩胛征　　B. 胃窦黏膜粗大
C. 黏膜皱襞斜行、横行或交叉排列　　D. 胃窦张力增高
E. 充盈像，胃窦轮廓呈细齿状

31. 下述胃溃疡征象中，提示为恶性的是：（　　）
A. 项圈征　　B. 狭颈征　　C. 黏膜纠集
D. 腔外龛影　　E. 局部胃壁僵硬

32. 下列中晚期胃癌分型中，不包括：（　　）
A. 增生型　　B. 表浅型　　C. 浸润型
D. 溃疡型　　E. 混合型

33. 下述小肠Crohn病的影像，应除外：（　　）
A. 环肠壁对称性侵犯　　B. 小肠多发狭窄
C. 鹅卵石征　　D. 肠壁增厚
E. 口疮样小溃疡

34. 十二指肠溃疡好发于：（　　）
A. 球部　　B. 球后部　　C. 降部
D. 水平部　　E. 升部

35. 下列有关溃疡型胃癌的X线征象，错误的是：（　　）
A. 放射状黏膜纠集，直抵龛影口部　　B. 不规则状黏膜纠集，杵状增粗
C. 腔内龛影　　D. 指压迹
E. 蠕动消失

36. 下列为良性溃疡的X线表现，错误的是：（　　）
A. 狭颈征　　B. 项圈征　　C. 肩胛征
D. 放射状黏膜纠集　　E. 溃疡口部黏膜线

37. 肠道结核好发于：（　　）

A. 空肠　B. 回肠　C. 回盲部
D. 横结肠　E. 乙状结肠

38. 关于单纯性小肠梗阻的 X 线表现描述，错误的是：（　）
A. 阶梯状液气平面　B. 大跨度的襻
C. 鱼肋征　D. 透视下可见液面上下移动
E. 假肿瘤征

39. 绞窄性肠梗阻的 X 表现，错误的是：（　）
A. 假肿瘤征　B. 咖啡豆征　C. 大跨度的襻
D. 多个小跨度卷曲肠襻　E. 空回肠换位征

40. 腹部外伤，尤其是疑有实质性脏器损伤时，影像学检查应首选：（　）
A. X 平片　B. 超声或 CT　C. MRI
D. DSA　E. 同位素

41. 大肠癌好发于：（　）
A. 直肠和乙状结肠　B. 乙状结肠和降结肠
C. 横结肠　D. 升结肠
E. 盲肠和回盲部

42. 消化道息肉最好发于：（　）
A. 食管　B. 胃　C. 空肠和回肠
D. 升结肠和横结肠　E. 直肠和乙状结肠

43. 下列不同类型肠梗阻的影像描述，错误的是：（　）
A. 不完全性肠梗阻：结肠内可见到少量气体影
B. 粘连性肠梗阻：假肿瘤征
C. 绞窄性肠梗阻：空回肠换位征
D. 小肠高位梗阻：消化管无明显积气、扩张
E. 麻痹性肠梗阻：全消化管不同程度积气、扩张

44. 皮革胃属于：（　）
A. 溃疡型胃癌　B. 蕈伞型胃癌　C. 浸润型胃癌
D. 混合型胃癌　E. 平坦型胃癌

45. 关于结肠息肉，下列描述中错误的是：（　）
A. 好发于直肠和乙状结肠　B. 多见于儿童
C. 息肉病有明显的家族遗传性　D. 病理上是炎性增生性病变
E. 双重造影时呈环形阴影，轮廓光整，密度均匀

46. 下列关于结肠癌的描述，错误的是：（　）
A. 好发于降结肠
B. 大多数结肠癌是腺癌

C. 浸润型表现为肠腔狭窄，局限于一侧或呈环形
D. 增生型表现为腔内充盈缺损
E. 混合型多是晚期表现

47. CT 平扫时，正常肝实质平均 CT 值为：（　　）
A. 0～30 HU　　B. 30～40 HU　　C. 50～70 HU
D. 75～100 HU　　E. 100～130 HU

48. 增强扫描动脉期，肝实质强化程度：（　　）
A. 无明显强化　　B. 比脾脏高　　C. 比腹主动脉高
D. 比肾脏高　　E. 与脾脏强化程度相仿

49. 男性患者，45 岁，突发性右上腹痛，急诊 CT 平扫发现肝右叶后下段有一约 6 cm×6 cm×7 cm 大小低密度病变，境界较清楚，密度不均匀，病变内尚可见片状高密度影。应首先考虑为：（　　）
A. 肝囊肿合并出血　　B. 胆管细胞癌　　C. 肝转移瘤
D. 肝脓肿　　E. 原发性肝癌破裂出血

50. 关于肝细胞癌的 MRI 表现，下列说法错误的是：（　　）
A. T_1WI 呈低信号，病变信号不均匀
B. T_2WI 呈稍高信号，比正常肝组织信号稍高
C. 可见假包膜
D. T_2WI 随回波时间延长，病变信号逐渐增高
E. 增强扫描病变可有轻到中度强化

51. 原发性肝癌的影像检查描述中，不正确的是：（　　）
A. 病变可以单发或多发，病变密度多为低密度，但也可以是等密度或高密度
B. 增强扫描的典型特点为“快进快出”
C. 可有门静脉或下腔静脉瘤栓形成
D. 可伴有肝硬化、门脉高压、腹水以及腹腔、肝门淋巴结肿大
E. MR 组织分辨率较高，对大部分肿瘤都能清楚地显示病变与正常肝组织的界限

52. CT 平扫，肝脏密度一致性减低，CT 值低于脾脏。应首先考虑为：（　　）
A. 弥漫性肝癌　　B. 肝脓肿　　C. 血色病
D. 脂肪肝　　E. 肝淋巴瘤

53. 肝脏局灶性增生影像表现，下述说法不正确的是：（　　）
A. 病变多位于肝包膜下，密度均匀，呈等密度或低密度
B. 病变较大时，其中心可见放射状分布的纤维瘢痕
C. 增强早期呈均匀一致的明显强化，中心部位可以不强化

D. 静脉期或延期扫描，病变密度降低，最后呈相对低密度和肝脏密度相一致

E. MR 表现和 CT 扫描相似，T_1WI 呈等信号或低信号，T_2WI 呈稍高信号，增强明显强化

54. 中年女性，黄疸 1 个月，实验室检查提示梗阻性黄疸，CT 扫描示肝脏一致性明显增大，肝内外胆管无明显扩张。应首先考虑为： ( )

A. 肝内胆管结石 B. 肝门部胆管癌

C. 壶腹癌 D. 原发性胆汁性肝硬化

E. 胆总管结石

55. 下列关于肝腺瘤的叙述，错误的是： ( )

A. 女性多见，与服用类固醇药物有关

B. 瘤内没有胆管结构和肿瘤细胞，主要由排列紊乱的正常肝细胞组成

C. CT 平扫可以呈等密度或高密度、圆形或类圆形病变

D. 增强扫描早期多呈明显均匀强化，随后密度下降变为等密度或低密度

E. 因肿瘤富血供，有出血倾向，应手术切除

56. 下述肝腺瘤影像，错误的是： ( )

A. CT 平扫可以呈等密度或低密度、圆形或类圆形病变

B. CT 增强扫描表现为富血管肿瘤的强化特点

C. 早期多呈明显不均匀强化，随后变为等密度或低密度

D. MR 平扫可见连续或不连续的包膜

E. T_1WI 呈等信号或低信号，T_2WI 呈稍高信号，因出血等原因病变信号可以不均匀

57. 肝脏血管瘤的 MRI 描述，错误的是： ( )

A. 典型的血管瘤 T_1WI 呈低信号，病变边界清楚

B. T_2WI 呈高信号

C. T_2WI 随回波时间延长，病变信号逐渐增高，可见“灯泡征”

D. 增强扫描病变呈明显强化

E. 增强扫描一般不强化

58. 靶征是哪种病变的影像特点： ( )

A. 肝囊肿 B. 肝脓肿 C. 肝脏炎性假瘤

D. 原发性肝癌 E. 转移性肝癌

59. MRI 扫描，包膜征最常见于： ( )

A. 原发性肝癌 B. 转移性肝癌 C. 肝血管瘤

D. 肝腺瘤 E. 炎性假瘤

60. T_1 加权像略低信号、质子加权像和 T_2 加权像明显高信号的现象，称为：（ ）

A. 晕环征　　B. 牛眼征　　C. 电灯泡征

D. 不定形征　　E. 靶征

61. 灯泡征最常见于：（ ）

A. 原发性肝癌　　B. 肝血管瘤　　C. 肝脓肿

D. 转移性肝癌　　E. 肝囊肿合并出血

62. 下列关于肝脓肿的 MR 表现，错误的是：（ ）

A. T_1WI 呈低信号

B. T_2WI 呈高信号

C. 脓肿腔内发现气体影不是肝脓肿的表现

D. 增强扫描脓肿壁可以呈环状强化

E. 脓肿壁的信号稍高于脓腔，但低于正常肝组织

63. 关于胆管细胞癌，错误的是：（ ）

A. 好发于肝门部，通常可引起梗阻性黄疸

B. MRI 能较好地显示肝门区的肿块

C. MRCP 可以显示胆管梗阻的部位

D. MRI 能显示扩张的胆管

E. MRI 分辨肝门区肿大的淋巴结不如 CT 清楚

64. 增强 CT 扫描，转移性肝癌最常见的强化类型是：（ ）

A. 充填式强化　　B. 环形强化

C. 轻到中度不均匀性强化　　D. 明显均匀强化

E. 包膜征

65. 下列关于胆囊癌的描述正确的是：（ ）

A. 多为鳞癌

B. 直接侵犯以消化管最常见

C. 多为浸润型，以肝脏浸润常见

D. 胆囊造影表现正常就可除外胆囊癌

E. 胆囊壁增厚是本病特有影像

66. 女性，56 岁，右上腹隐痛 3 个月就诊。腹部平片示右上腹一圆形致密影，侧位片示致密影位于脊柱前方。应首先考虑为：（ ）

A. 右肾结石　　B. 胆囊结石　　C. 淋巴结钙化

D. 右输尿管结石　　E. 以上都不是

67. B 超发现右肝一直径约 3 cm 低回声，CT 平扫示右肝一直径 3 cm 低密度病变，境界清楚，密度均匀，CT 值为 10 HU，增强扫描无强化。首先考虑

为：（　　）

A. 肝转移癌　　B. 肝囊肿　　C. 肝血管瘤

D. 肝脓肿　　E. 局灶性脂肪变性

68. 患者10岁，上腹痛三月余。体检右上腹可扪及一直径约5 cm大包块，CT扫描发现肝门区有一梭形囊性包块，增强扫描无强化，肝内胆管轻度扩张。其最可能的诊断为：（　　）

A. 胆囊炎　　B. 先天性胆总管囊肿

C. 胆囊癌　　D. 胰腺囊肿

E. 十二指肠憩室

69. 下列有关肝血管瘤CT表现的描述，错误的是：（　　）

A. 通常是超声首先发现，超声多为强回声表现

B. CT平扫通常呈高密度样团块

C. CT增强扫描，早期呈结节样强化，随增强时间延长，病变不断被造影剂充填

D. 增强呈快进慢出的特点

E. 延迟扫描，病变甚至不能被发现

70. 男性患者，56岁，右上腹隐痛一月余，伴有低热。超声发现左肝内低回声病变，直径约5 cm大小，CT平扫左肝内低密度病变，增强病变呈环状强化。应考虑为：（　　）

A. 转移癌　　B. 囊肿　　C. 肝脏亚急性血肿

D. 肝脏血管瘤　　E. 肝脓肿

71. 下列关于肝转移癌的描述中，错误的是：（　　）

A. 常见于消化道肿瘤的转移

B. 通常是多发

C. 典型的CT征象是牛眼征或靶征

D. 增强扫描病变呈多样性表现

E. 常常有肝硬化的病变基础

72. 下列关于胰腺炎的CT检查的描述，错误的是：（　　）

A. 胰腺多为弥漫性肿大　　B. 胰腺密度减低

C. 胰腺边缘变模糊　　D. 胰腺坏死为低密度，出血为高密度

E. 增强扫描胰腺肿块呈明显强化

73. 43岁男性，上腹隐痛半年就诊，ERCP示主胰管粗细不均，扭曲，僵硬，胆总管下端向内移位。应首先考虑为：（　　）

A. 急性胰腺炎　　B. 慢性胰腺炎　　C. 胰腺假性囊肿

D. 胰腺癌　　E. 先天性胆总管囊样扩张症

74. 典型急性出血性坏死性胰腺炎患者,CT 扫描可见到: ( )
A. 胰腺表面光滑 B. 胰腺萎缩 C. 胰腺边缘锐利
D. 肾前筋膜增厚 E. 胰腺密度均匀

75. 下列急性胰腺炎 CT 检查的表现,错误的是: ( )
A. 胰腺弥漫性肿大
B. 胰腺假性囊肿形成
C. 胰腺轮廓不清
D. 胰内、胰周出现边缘不清的低密度区
E. 肾前筋膜增厚

76. 中年男性,上腹隐痛四月余就诊。CT 示胰头肿大,密度尚均匀,肝内外胆管无明显扩张,半年后随访,病灶无明显变化。应首先考虑: ( )
A. 胆总管结石 B. 胰头癌 C. 胰头炎症
D. 胆管炎 E. 十二指肠憩室炎

77. 关于慢性胰腺炎 CT 表现的描述,错误的是: ( )
A. 胰管可呈串珠状扩张,偶可中断不连续
B. 胰腺明显肿大 C. 胰腺内可见到钙化斑
D. 肾周筋膜增厚 E. 可有胰腺假性囊肿形成

78. 下列关于胰腺癌的 CT 表现,错误的是: ( )
A. 平扫时胰腺肿块为低密度
B. 可伴有肝内外胆管和胰管的扩张
C. 增强扫描动脉期,病变由低密度肿块变为高密度肿块
D. 可以侵犯胰周血管
E. 可伴有后腹膜淋巴结转移

79. 脾脏良性肿瘤最为常见的是: ( )
A. 血管瘤 B. 纤维瘤 C. 血管内皮细胞瘤
D. 囊肿 E. 错构瘤

80. 脾大最常见于的病变是: ( )
A. 炎症 B. 寄生虫 C. 肿瘤
D. 白血病 E. 门脉高压

81. 下列关于脾脏的影像学检查,叙述错误的是: ( )
A. 脾脏血管瘤的 CT、MR 表现与肝脏血管瘤的 CT、MR 表现相类似
B. 脾脏转移瘤也可见“牛眼征”或“靶征”
C. 脾囊肿 CT 表现可为圆形低密度,CT 值 0～20 HU,增强扫描无强化
D. 脾梗死 CT 表现为脾内三角形低密度影,尖端指向脾门,增强扫描无强化

E. CT 增强扫描动脉期,脾脏转移瘤显示最清楚

82. 泌尿系统的有关解剖,下列说法错误的是:（　）

A. 腹部平片通常仅能显示肾脏的轮廓,而输尿管和膀胱常常不能显示

B. 输尿管有 3 个生理性狭窄,分别是与肾盂连接处、越过骨盆边缘处和进入膀胱处

C. 尿道也有 3 个生理性狭窄,分别是尿道内口、尿道膜部和尿道外口

D. 肾脏为腹膜后脏器,通常右侧肾脏比左侧肾脏位置稍高 1～2 cm

E. 肾盏可分为上、中、下三组,肾盂可分为喇叭形、分枝形和壶腹形三型

83. 肾脏 MRI 的表现,错误的是:（　）

A. 由于肾脏周围有脂肪组织的衬托,肾脏显示比较清楚

B. T_1WI 上,肾皮质信号比髓质信号高

C. T_2WI 上,皮、髓质信号都高,难以分辨

D. T_2WI 上,肾皮质信号比髓质信号低

E. 肾窦脂肪在 T_1WI 上和 T_2WI 上分别呈高信号和中等信号

84. 关于泌尿系统结石,叙述错误的是:（　）

A. 尿路结石多位于肾脏、输尿管或尿道的生理性狭窄处

B. 肾脏结石表现为肾区内形态多变的高密度影,侧位片高密度影多位于脊柱的前方

C. 输尿管结石表现为输尿管行径上高密度影,其纵轴与输尿管的走行常常相一致

D. 输尿管下端结石尿路造影可以有肾积水、肾脏延迟显影、不显影,也可以表现正常

E. 尿路造影时肾盂、膀胱内结石可表现为充盈缺损

85. 关于肾脏结核的影像学检查,下列叙述错误的是:（　）

A. 平片可发现肾脏的改变,包括肾脏体积的缩小、肾脏多发性形态不一的钙化灶

B. 肾小盏正常杯口结构消失,肾小盏变形或消失,可见虫蚀样破坏

C. 因为发生干酪样坏死形成空洞,造影可有“云朵状”、“小水潭样”改变

D. 晚期可形成“肾自截”,输尿管、膀胱也可受累

E. CT 可较好地显示肾脏结核病变的钙化和脂肪

86. 下列肾脏疾病中,常见不到钙化斑的是:（　）

A. 肾结石　　B. 肾癌　　C. 肾囊肿

D. 肾结核　　E. 肾错构瘤

87. 下列关于肾癌的 MRI 表现,叙述错误的是:（　）

A. 肿块在 T_1WI 上,其信号要稍低于正常肾皮质

B. 小的肿块信号可以均匀
C. 较大的肿块因出血、坏死和囊变，信号可以不均匀
D. MRI 增强扫描一般不强化
E. 有时可以有假包膜征

88. 关于肾盂癌的描述，不恰当的是：（　　）
A. T_1加权，肾盂内可见肿块影　B. T_1加权，肿块信号比尿液信号高
C. T_2加权，肿块信号比尿液信号低　D. 可以伴有肾盂积水
E. 造影时肾盂内充盈缺损就可诊断为肾盂肿瘤

89. 关于肾错构瘤的 MRI 表现，错误的是：（　　）
A. 肿块内有脂肪信号即可诊断为错构瘤
B. 肿块内脂肪信号 T_1WI 为低信号，T_2WI 为高信号
C. 增强扫描，肿块可以有不均匀性强化
D. 肿块可以有出血，为长 T_1WI、长 T_2WI 信号
E. CT 扫描也能发现肿块内脂肪组织

90. 下列关于肾上腺病变 MRI 表现的描述，错误的是：（　　）
A. 长 T_1WI、长 T_2WI 信号，并且无强化的类圆形肿块，通常是肾上腺囊肿
B. 较大的类圆形肿块，信号不均匀，并且呈明显均一的强化，多为嗜铬细胞瘤
C. 不均质性肿块，高信号可以被脂肪抑制序列抑制的病变，可为肾上腺髓质瘤
D. 肾上腺肿块 T_1WI 和 T_2WI 均和肝实质的信号相类似，可为肾上腺腺瘤或转移癌
E. MRI 除了横断面外，可以矢状面和冠状面扫描，可以清楚地显示肾上腺病变

91. 肾上腺疾病，下列叙述错误的是：（　　）
A. 肾上腺皮质癌，肿块常大于 5 cm，肿块内密度多不均匀，易发生囊变、坏死和出血
B. 肾上腺腺瘤肿块多较小，多为 1～3 cm，增强呈轻度强化
C. 肾上腺转移癌，可为单侧或双侧，MRI 表现其信号和肝脏基本相似
D. 嗜铬细胞瘤，可单侧或异位，CT 扫描其密度不均匀，增强有明显强化
E. Cushing 综合征可由肾上腺增生、肾上腺腺瘤和肾上腺皮质癌引起

92. 可同时累及两侧肾上腺的疾病有：（　　）
A. 转移癌　B. 结核　C. 增生
D. 嗜铬细胞瘤　E. 以上都可以

93. 关于前列腺癌的 MRI 描述，错误的是：（ ）

A. 前列腺癌多发生于边缘区

B. T_1加权，瘤体为等高信号

C. T_1加权，瘤体为稍低信号

D. T_2加权，瘤体信号有所增高，瘤体周围有低信号

E. 前列腺癌检出，主要以 T_2加权为主

94. 前列腺癌的影像学检查，下列叙述中错误的是：（ ）

A. 肾盂造影膀胱显像期无助于前列腺增生和前列腺癌的鉴别

B. 前列腺癌多发生在前列腺的外围叶，MR 组织分辨率高，有助于病变的显示

C. T_2加权像，外周带呈高信号改变，内如发现低信号结节影要考虑前列腺癌

D. T_2加权像，外周带呈低信号改变，内如发现高信号结节影要考虑前列腺癌

E. 用直肠线圈来进行前列腺 MRI 检查，可以提高前列腺癌的检出率

95. 下列关于腹膜后肿瘤，叙述错误的是：（ ）

A. 腹膜后肿瘤，常因临床症状出现迟，发现时肿块较大，因此常常难以作出定性诊断

B. 脂肪肉瘤仍然可以发现脂肪成分，但增强扫描时肿块会有明显强化

C. 平滑肌肉瘤常常较大，增强扫描呈不均匀性强化，肿瘤中心可发生坏死囊变和出血

D. 神经源性肿瘤一般境界不清楚，可发生钙化，增强扫描呈均一性明显强化

E. 腹膜后纤维化病程呈进展性改变，可累及输尿管而导致肾盂积水

96. 上消化道检查应检查至：（ ）

A. 食管　　B. 胃　　C. 十二指肠

D. 空肠　　E. 回肠

97. 下列 X 线征象中，提示为恶性的是：（ ）

A. 放射状黏膜纠集　　B. 腔外龛影　　C. 环堤

D. 项圈征　　E. 狭颈征

98. 下列消化道功能异常，钡餐不能检出的是：（ ）

A. 张力增高　　B. 分泌减少　　C. 逆蠕动

D. 排空加快　　E. 分泌增加

99. 肩胛征常见于：（ ）

A. 胃溃疡　　B. 胃窦癌　　C. 十二指肠溃疡

D. 胃体部癌　　E. 结肠癌

100. 发现尿路阳性结石最常用的方法是：（　　）
A. B超检查　B. 腹部平片检查
C. 腹部 CT 检查　D. 静脉尿路造影检查
E. 逆行尿路造影检查

101. 自截肾常见于：（　　）
A. 慢性肾炎　B. 肾结核　C. 肾结石
D. 肾癌　E. 慢性肾盂肾炎

102. 诊断肾上腺疾病的最佳方法是：（　　）
A. 腹膜后充气造影检查　B. 腹部平片检查
C. 腹部薄层 CT 检查　D. 肾上腺血管造影检查
E. 静脉肾盂造影检查

103. 腹部平片，对下列状况诊断价值最低的是：（　　）
A. 尿路结石　B. 肾结核　C. 肾萎缩
D. 膀胱肿瘤　E. 了解节育环位置

104. 尿路平片不能显示：（　　）
A. 尿路结石　B. 腰大肌轮廓　C. 肾功能
D. 肾轮廓　E. 腹腔、盆腔异常钙化

105. 双侧肾影增大则可除外：（　　）
A. 自截肾　B. 双侧重复肾　C. 多囊肾
D. 肾囊肿　E. 双侧肾盂积水

106. 下述尿路结石知识，错误的是：（　　）
A. 常有肾绞痛　B. 常有肾盂积水　C. 多为阴性结石
D. 常有血尿　E. 平片检出率高

107. 超声提示肾实质小占位，进一步检查应首选：（　　）
A. IVP　B. CT　C. KUB
D. 同位素扫描　E. 血管造影

108. 下列关于乳房纤维瘤的描述，错误的是：（　　）
A. 多为青壮年患者　B. 妊娠期肿瘤增大
C. 绝经后肿瘤缩小　D. 常为双侧、多发
E. 分叶状肿块

109. 下列关于乳腺癌的诊断要点，错误的是：（　　）
A. 40～60 岁妇女　B. 局部皮肤增厚、回缩
C. 沙粒样钙化　D. CT 增强明显强化
E. 乳腺内圆形肿块，边缘规则

参 考 答 案

单项选择题

1. C	**2.** D	**3.** D	**4.** C	**5.** A	**6.** C	**7.** B	**8.** C
9. A	**10.** A	**11.** E	**12.** E	**13.** A	**14.** C	**15.** C	**16.** B
17. E	**18.** E	**19.** C	**20.** A	**21.** C	**22.** E	**23.** D	**24.** D
25. E	**26.** C	**27.** C	**28.** D	**29.** C	**30.** A	**31.** E	**32.** B
33. A	**34.** A	**35.** A	**36.** C	**37.** C	**38.** E	**39.** C	**40.** B
41. A	**42.** E	**43.** B	**44.** C	**45.** E	**46.** A	**47.** C	**48.** A
49. E	**50.** D	**51.** E	**52.** D	**53.** D	**54.** D	**55.** C	**56.** C
57. E	**58.** E	**59.** A	**60.** C	**61.** B	**62.** C	**63.** E	**64.** B
65. C	**66.** B	**67.** B	**68.** B	**69.** B	**70.** E	**71.** E	**72.** E
73. B	**74.** D	**75.** B	**76.** C	**77.** B	**78.** C	**79.** A	**80.** E
81. E	**82.** D	**83.** C	**84.** B	**85.** E	**86.** E	**87.** D	**88.** E
89. B	**90.** B	**91.** C	**92.** E	**93.** B	**94.** D	**95.** D	**96.** C
97. B	**98.** B	**99.** B	**100.** B	**101.** B	**102.** C	**103.** D	**104.** C
105. A	**106.** C	**107.** B	**108.** E	**109.** E			

第七部分 骨关节影像诊断

单项选择题

1. 下列不是成人长骨结构的是： （ ）
A. 骨膜 B. 骨皮质 C. 骨髓腔
D. 骨端 E. 骨骺

2. 下列不是儿童长骨结构的是： （ ）
A. 骨骺 B. 骨端 C. 干骺端
D. 骨干 E. 骨骺板

3. 骨质疏松是指： （ ）
A. 骨的有机成分减少 B. 骨的无机成分减少
C. 骨的有机成分增加 D. 骨的无机成分增加
E. 骨的有机成分和无机成分都减少

4. 骨质软化是指： （ ）
A. 骨的有机成分增加
B. 骨的无机成分减少
C. 骨的有机成分正常，骨的无机成分减少
D. 骨的有机成分减少
E. 骨的有机成分和无机成分都减少

5. 鉴别骨质软化与骨质疏松的 X 线表现是： （ ）
A. 骨小梁数目减少 B. 骨小梁间隙增宽
C. 骨小梁变细 D. 骨皮质变薄，骨髓腔增宽
E. 骨小梁骨皮质边缘模糊

6. 关节破坏的早期 X 线表现是： （ ）
A. 关节间隙增宽 B. 关节间隙变窄
C. 软骨下骨质破坏 D. 骨端松质骨破坏
E. 关节面糜烂

7. "骨性"与"纤维性"关节强直的 X 线鉴别点是： （ ）
A. 关节间隙变窄 B. 关节面糜烂
C. 关节狭窄，硬化增生 D. 关节狭窄，关节缘骨破坏
E. 骨小梁通过关节间隙

8. 柯雷氏(Colles)骨折是指：（　）
A. 桡骨远端 2 cm 以内的伸展型骨折
B. 桡骨远端 3 cm 以内的伸展型骨折
C. 尺骨上端骨折合并桡骨小头脱位
D. 桡骨远端 2～3 cm 骨折断端向掌侧成角
E. 桡骨远端 3 cm 骨折断端向背侧成角

9. 急性化脓性骨髓炎最早出现的 X 线征象为：（　）
A. 干骺端骨质破坏
B. 在骨皮质旁见平行带状骨膜反应
C. 弥漫性软组织肿胀
D. 局限性骨质疏松
E. 死骨片形成

10. 脊椎结核典型 X 线表现为：（　）
A. 胸椎多见
B. 骨质密度增高
C. 椎体楔形改变
D. 多累及相邻两个椎体，椎间隙变窄
E. 附件受累较多

11. 下述作为良性骨肿瘤的 X 线表现，错误的是：（　）
A. 膨胀性骨质破坏
B. 病变边缘有硬化
C. 局部骨皮质断裂
D. 病变边缘骨膜反应
E. 病变边界清楚

12. 下述骨肿瘤的 X 线表现中，恶性骨肿瘤的表现为：（　）
A. 类圆形透光区边缘增生硬化
B. 骨膨胀性破坏
C. 骨破坏区边缘模糊
D. 骨破坏区内有残留骨小梁
E. 骨破坏区边缘清晰

13. 下述骨巨细胞瘤的描述中，不正确的是：（　）
A. 病变骨皮质变薄并向外膨出
B. 可见囊状透光区向一侧生长
C. 起源于间充质细胞
D. 多见于股骨、胫骨、桡骨骨端
E. 发生在干骺端

14. 下述骨肉瘤的影像学描述中，错误的是：（　）
A. 原发性恶性骨肿瘤中发病率最高
B. 发生在长管状骨干骺端
C. 溶骨性骨破坏，无肿瘤性成骨性改变
D. 葱皮样骨膜反应
E. 肿瘤内骨化和钙化

15. 膝关节在 X 线平片所见到的下述解剖结构，不正确的是：（　）

A. 关节间隙　B. 骨性关节面　C. 籽骨
D. 关节内外脂肪层　E. 关节软骨和关节盘

16. 骨质破坏的影像学表现，不正确的是：（　）
A. 局部密度减低　B. 骨小梁稀疏消失
C. 骨轮廓膨胀　D. 斑片状骨缺损
E. 骨小梁增粗，骨质增厚

17. 骨质增生硬化的影像学表现，不正确的是：（　）
A. 骨密度增高　B. 骨骼增大变形
C. 骨刺、骨桥、骨骼缘唇样改变　D. 骨小梁变细减少，骨皮质变薄
E. MRIT_1 和 T_2WI 呈低信号影

18. 下述不是急性化脓性骨髓炎的影像学表现的一项是：（　）
A. 软组织肿胀　B. 骨质破坏与骨质疏松并存
C. 片状或条状死骨　D. 层状及花边状骨膜反应
E. 骨包壳形成，骨干不规则增粗

19. 化脓性关节炎最早出现的影像学征象是：（　）
A. 关节间隙增宽　B. 关节囊增大，密度增高
C. 关节周围软组织炎性肿胀　D. 关节软骨下骨质破坏
E. 局部骨质疏松

20. 关节结核的影像学不常见的表现是：（　）
A. 关节面的骨性破坏及关节间隙不对称狭窄
B. 骨型关节结核以髋、肘关节多见
C. 滑膜型关节结核以膝、踝关节多见
D. 骨质破坏与骨质增生并存伴软组织肿胀
E. 关节积液，关节囊肿胀，冷脓肿形成

21. 下列为化脓性关节炎与关节结核所致骨质破坏的鉴别要点是：（　）
A. 筛孔状骨质破坏
B. 斑片状骨质破坏
C. 虫蚀样骨质破坏
D. 承重关节面及非承重关节面的骨质破坏
E. 不规则溶骨性破坏

22. 强直性脊柱炎最早受累的部位是：（　）
A. 腕关节　B. 指间关节　C. 骶髂关节
D. 髋关节　E. 脊椎小关节突关节

23. “竹节样脊柱”可见于下列哪些疾病：（　）
A. 化脓性腰椎炎　B. 退行性骨关节病

C. 类风湿性脊柱炎　　D. 肥大性脊椎炎、骨桥形成
E. 强直性脊柱炎

24. 骨肿瘤及肿瘤样病变的影像学首选方法是：（　）
A. MRI　　B. CT　　C. X 线平片
D. ECT　　E. DSA

25. 多发性穿凿样骨质破坏多见于：（　）
A. 嗜酸性肉芽肿　　B. 多发性骨髓瘤　　C. 内生软骨瘤
D. 骨转移瘤　　E. 骨肉瘤

26. 恶性骨肿瘤中最常见的是：（　）
A. 骨肉瘤　　B. 骨转移瘤　　C. 骨髓瘤
D. 纤维肉瘤　　E. 骨巨细胞瘤

27. 局部骨组织被病理组织所取代称为：（　）
A. 骨质疏松　　B. 骨质软化　　C. 骨质破坏
D. 骨质坏死　　E. 骨质增生硬化

28. 骨组织代谢停止称为：（　）
A. 骨质疏松　　B. 骨质软化　　C. 骨质破坏
D. 骨质坏死　　E. 骨质增生硬化

29. 关节软骨及其下方的骨质为病理组织所侵犯、代替称为：（　）
A. 关节肿胀　　B. 关节破坏　　C. 关节退行性变
D. 关节强直　　E. 关节脱位

30. 关节软骨变性坏死，逐渐被纤维组织取代，引起不同程度的关节间隙狭窄称为：（　）
A. 关节肿胀　　B. 关节破坏　　C. 关节退行性变
D. 关节强直　　E. 关节脱位

31. 诊断骨折最简便有效而常用的影像学检查方法是：（　）
A. X 线平片　　B. CT　　C. MRI
D. 超声　　E. 核素显像

32. 椎体骨折最常见的表现为：（　）
A. 横形骨折　　B. 斜形骨折　　C. 螺旋形骨折
D. 压缩骨折　　E. 凹陷骨折

33. 关于儿童青枝骨折的说法，错误的是：（　）
A. 常见于四肢长骨干　　B. 骨皮质发生皱褶或凹陷或隆起
C. 可以看不见骨折线　　D. 发生原因是儿童骨柔韧性较大
E. 属于完全骨折

34. 关于骨骺骨折的描述，不正确的是：（　）

A. 发生在骺板软骨
B. 不累及干骺端
C. X线上显示骺线增宽
D. X线上显示骨骺干骺端对位异常
E. MR有助于骨骺骨折的诊断

35. 关于脊柱结核影像学表现,叙述正确的是:（ ）
A. 最多见于胸椎
B. 骨破坏可以开始于椎体内或终板
C. 椎间隙保持正常
D. 骨质增生硬化明显
E. 椎体周围软组织正常

36. 关节结构MRI的描述,不正确的是:（ ）
A. X线上关节软骨不显影,MRI上为光滑线状低信号影
B. 韧带MRI上为低信号影
C. 膝关节半月板T_1WI为低信号,T_2WI为高信号
D. 关节囊MRI上为线状低信号影
E. 关节内滑液T_1WI为低信号,T_2WI为高信号

37. 下列关节脊柱MRI不正确的是:（ ）
A. 骨皮质T_1WI、T_2WI均为低信号
B. 椎间盘髓核T_2WI为高信号
C. 椎间盘在T_1WI上能区分出纤维环和髓核
D. 前纵韧带和后纵韧带在T_1WI和T_2WI上均为低信号
E. 脊髓在T_2WI上信号低于脑脊液

38. 纤维性骨痂在骨折后的形成时间是:（ ）
A. 2～3天
B. 5～7天
C. 7～14天
D. 4～5周
E. 2～3个月

39. 关于骨折X线诊断的叙述,不正确的是:（ ）
A. 需摄正侧位片
B. 摄片时至少包括邻近的2个关节
C. 注意两侧对比
D. 必要时加拍特殊位置
E. 摄片时至少包括邻近的1个关节

40. 关于脊柱骨折不正确的是:（ ）
A. 椎体压缩呈楔形
B. 可以不见骨折线
C. 上下椎间隙常有狭窄
D. 常合并棘间韧带撕裂
E. 横突可发生骨折

41. 关于脊柱骨折正确的是:（ ）
A. X线能够显示椎管内碎片和椎管内血肿
B. CT可显示脊髓出血和水肿
C. CT可显示韧带的撕裂
D. CT检查的重点是骨折片对脊髓和神经根的压迫

E. X 线可充分显示骨折类型和骨折片移位情况

42. 下列关于椎间盘突出的描述，正确的是：（　　）

A. X 线常表现为椎间隙对称性狭窄

B. 椎体上下缘 Schmorl 结节是髓核向椎体内脱出形成的

C. CT 上椎间盘的密度低于硬膜囊

D. 常合并椎间孔扩大

E. 正常椎间盘 T_1WI、T_2WI 均为低信号

43. 化脓性骨髓炎骨改变出现的时间是：（　　）

A. 3 天后　B. 1 周后　C. 2 周后

D. 1 个月后　E. 2 个月后

44. 下列关于慢性骨脓肿的说法，不正确的是：（　　）

A. 大多发生于长骨的干骺端　B. 最常见于胫骨下端和桡骨远端

C. 骨破坏区周围常有硬化环　D. 破坏区内少有死骨

E. 多有骨膜增生

45. 化脓性关节炎影像学表现，错误的是：（　　）

A. 可出现关节脱位或半脱位

B. 软骨破坏可引起关节间隙的狭窄

C. 骨破坏多发生在关节的非承重面

D. 骨修复开始后出现骨质增生硬化

E. MRI 可显示滑膜的炎症

46. 化脓性关节炎关节面骨质破坏发生在发病后：（　　）

A. 1 个月　B. 2 个月　C. 3 个月

D. 4 个月　E. 5 个月

47. 骨气鼓征见于：（　　）

A. 骨结核　B. 骨髓炎　C. 痛风

D. 类风湿关节炎　E. 骨巨细胞瘤

48. 下列选项中，不是关节结核的表现：（　　）

A. 最常累及髋关节和膝关节

B. 邻近骨骼骨质疏松

C. 周围组织形成冷性脓肿

D. 关节面的破坏开始于关节的承重面

E. 病变愈合后可有关节强直

49. 关于类风湿关节炎的影像学表现，正确的是：（　　）

A. 多发生在大关节　B. 骨破坏呈穿凿样

C. 常累及远端指间关节　D. 关节邻近骨骼发生骨质疏松

E. 常有死骨和窦道

50. 色素沉着绒毛结节滑膜炎，最常见于：（　　）

A. 膝关节　　B. 踝关节　　C. 肩关节
D. 肘关节　　E. 腕关节

51. 痛风常引起的关节骨质破坏是：（　　）

A. 骶髂关节　　B. 第一跖趾关节　　C. 第五跖趾关节
D. 远端指间关节　　E. 掌指关节

52. 下列选项中，不是佝偻病活动期的X线表现的是：（　　）

A. 临时钙化带不规则　　B. 干骺端增宽，中心凹陷
C. 骨骺出现延迟　　D. 下肢畸形
E. 临时钙化带增厚

53. 最常见的原发恶性骨肿瘤是：（　　）

A. 骨肉瘤　　B. 骨纤维肉瘤　　C. 软骨肉瘤
D. 脊索瘤　　E. 骨髓瘤

54. 关于骨巨细胞瘤，错误的是：（　　）

A. 常侵犯骨端　　B. 内可有骨嵴形成的分房
C. 骨破坏呈偏侧性　　D. 肿瘤内常有钙化，有骨膜增生
E. 肿瘤一般不穿破软骨

55. 提示骨巨细胞瘤恶变的征象是：（　　）

A. 有骨膜增生　　B. 包壳不完整
C. 无骨嵴，呈单一的骨质破坏　　D. 肿瘤膨明显
E. 肿瘤边缘出现筛孔样骨质破坏

56. 最常见的良性骨肿瘤是：（　　）

A. 骨软骨瘤　　B. 软骨瘤　　C. 骨瘤
D. 成软骨细胞瘤　　E. 骨巨细胞瘤

57. 关于骨软骨瘤的影像学表现，错误的是：（　　）

A. 好发于股骨下端和胫骨上端
B. 多位于干骺端
C. 瘤体有蒂与骨相连
D. 瘤顶部有不规则高密度影为软骨帽的钙化
E. 常有骨膜反应

58. 下列征象提示骨软骨瘤恶变的是：（　　）

A. 软骨帽内钙化
B. 肿瘤较大，压迫邻近骨骼
C. 瘤体出现骨皮质或边缘部骨质破坏

D. 瘤体有宽基底蒂与骨相连

E. 病灶呈分叶状

59. 下列关于骨纤维异常增殖症的 X 线表现，不正确的是：（　　）

A. 股骨、胫骨和肋骨多见

B. 不累及面颅骨

C. 呈囊状改变的骨纤维异常增殖症边缘有硬化

D. 内可有粗大骨纹

E. 可呈单发或多发的虫蚀样骨破坏

60. 下列关于骨肉瘤的 X 线表现，不正确的是：（　　）

A. 混合型骨肉瘤最多见

B. 溶骨型骨肉瘤以骨破坏为主，很少有骨质增生

C. 成骨型骨肉瘤以肿瘤骨形成为主

D. MRI 发现细小瘤骨优于 X 线

E. MRI 可以显示血管、神经和肌肉的关系

参考答案

单项选择题

1. E	**2.** B	**3.** E	**4.** C	**5.** E	**6.** B	**7.** E	**8.** D
9. C	**10.** D	**11.** D	**12.** C	**13.** E	**14.** C	**15.** E	**16.** E
17. D	**18.** E	**19.** C	**20.** D	**21.** D	**22.** C	**23.** E	**24.** C
25. B	**26.** B	**27.** C	**28.** D	**29.** B	**30.** C	**31.** A	**32.** D
33. E	**34.** B	**35.** B	**36.** C	**37.** C	**38.** A	**39.** B	**40.** C
41. C	**42.** B	**43.** C	**44.** E	**45.** C	**46.** A	**47.** A	**48.** D
49. D	**50.** A	**51.** B	**52.** E	**53.** A	**54.** D	**55.** E	**56.** A
57. E	**58.** C	**59.** B	**60.** D				

第二篇　介入放射学

一、名词解释

1. 介入放射学
2. 经导管动脉栓塞术
3. 经皮经腔血管成形术
4. 药物血管造影
5. 肿瘤染色
6. 首过效应
7. 层流现象

二、单项选择题

1. 介入放射学的概念中,下列选项中错误的是:（　）
   A. 介入放射学是以影像诊断为基础,医学影像诊断设备作引导,利用介入器材对疾病进行诊断与治疗的学科
   B. 介入放射学是通过临床与影像诊断结合进行微创治疗的医学专业
   C. 介入放射医师是利用影像引导进行微创治疗的专业临床医师
   D. 介入放射治疗是已经在许多方面取代了开放性手术的现代医学
   E. 介入放射学是以影像诊断为主要任务的临床辅助学科
2. 第一个系统阐述了介入放射学概念,并达成共识的学者是:（　）
   A. Margulis　B. Wallance
   C. Dotter　D. Forssmann
   E. Seldinger
3. 介入放射学中最基本的技术"经皮穿刺动脉插管术"的发明者是:（　）
   A. Andreas Gruntzig　B. Charles Dotter
   C. Alexander Margulis　D. Werner Forssmann
   E. Sven—Ivar Seldinger
4. 堪称血管成形术之父,1964 年首先发明同轴导管的是:（　）
   A. Andreas Gruntzig　B. Charles Dotter
   C. Alexander Margulis　D. Werner Forssmann
   E. Sven—Ivar Seldinger
5. 1977 年首先使用双腔球囊导管进行冠状动脉成形术的是:（　）
   A. Andreas Gruntzig　B. Charles Dotter
   C. Alexander Margulis　D. Werner Forssmann
   E. Sven—Ivar Seldinger

6. 在介入血管造影中，常使用血管活性药物提高造影诊断的准确性。下面药物中，不是血管扩张剂的是：（　　）

A. 罂粟碱　　B. 前列腺素　　C. 肾上腺素
D. 妥拉唑啉　　E. 缓激肽

7. 介入治疗术中常用的抗凝药物是：（　　）

A. 低分子肝素　　B. 鱼精蛋白　　C. 阿司匹林
D. 肝素　　E. 华法林

8. 下面药物中不是溶栓药物的是：（　　）

A. 双香豆素　　B. 尿激酶
C. 组织纤溶酶原激活因子　　D. 链激酶
E. 冬凌克栓酶

9. 肿瘤介入常用的抗肿瘤药中，细胞周期特异性药物是：（　　）

A. 顺铂　　B. 表柔比星　　C. 环磷酰胺
D. 5-FU　　E. 丝裂霉素

10. 介入放射学按照介入治疗的方法进行分类，应分为：（　　）

A. 穿刺术　　B. 肿瘤介入　　C. 灌注术
D. 栓塞术　　E. 成形术

11. 根据治疗领域分类，下列手术中不属血管系统介入放射学的是：（　　）

A. 颅内动脉瘤电解式可脱弹簧圈栓塞术
B. 原发性肝癌化疗栓塞术
C. 下腔静脉滤器置入术
D. 原发性肝癌射频消融术
E. TIPSS 术

12. 下列关于经导管动脉栓塞术治疗的机制中，不正确的是：（　　）

A. 阻塞靶血管，使肿瘤或靶器官造成缺血、坏死
B. 提高病变局部的药物浓度，可以增强治疗效果，减少药物对全身的不良反应
C. 阻塞或破坏异常血管床、腔隙或通道使血流动力学恢复正常
D. 阻塞血管使之压力下降利于止血
E. 血管内封堵破裂的血管利于止血

13. 下列选项中，不符合介入术放射学中使用的栓塞物质的说法是：（　　）

A. 能顺利通过导管注入
B. 无毒或低毒
C. 人体组织相容性好，不产生排斥反应
D. 能够短时间内被吸收或代谢

E. 无致畸和致癌

14. 根据药代动力学原理，药物经过静脉注入体内后的分布分为 （ ）

A. 1期 B. 2期 C. 3期 D. 4期 E. 5期

15. 药物经动脉注入后，药物分布Ⅰ相(吸收期)中，关于靶器官内药物分布量叙述中正确的是： （ ）

A. 受到药物脂溶性和蛋白结合性的影响

B. 受到血压和心率的影响

C. 不受血流分布的影响

D. 受到血流分布的影响

E. 是全身药物分布量最大的器官

16. 药物经动脉注入血管后，下列叙述中正确的是： （ ）

A. 能够很快和血液混合均匀

B. 药物能在血柱的上层流动

C. 药物能在血柱的下层流动

D. 药物能在血柱的中层流动

E. 患者卧位时，药物优先进入向背侧开口的血管分支

17. 下列选项不是球囊血管成形术的治疗机制的是： （ ）

A. 血管壁内－中膜局限性撕裂

B. 中膜组织的过度伸展

C. 动脉粥样硬化斑撕裂

D. 血管外膜部分性损伤

E. 控制性损伤学说是球囊血管成形术的治疗机制

18. 血管支架扩张血管的机制中，下列叙述正确的是： （ ）

A. 目前血管支架是使狭窄血管管腔扩张的主要手段

B. 血管支架置入后，容易刺激动脉粥样斑块形成

C. 血管支架置入后，分支血管口不发生阻塞

D. 血管支架置入后，狭窄血管不会发生再狭窄

E. 血管支架成形术后血管再狭窄的几率比球囊扩张血管成形术后再狭窄几率高

19. 关于肾血管性高血压的形成机制，下列叙述错误的是 （ ）

A. 肾动脉狭窄造成肾灌注压降低，刺激肾素分泌量增加

B. 肾素转化为血管紧张素Ⅰ

C. 血管紧张素Ⅰ在水解酶的作用下转化为血管紧张素Ⅱ

D. 血管紧张素Ⅰ刺激肾上腺皮质分泌醛固酮，造成水钠潴留，使血压进一步升高

E. 血管紧张素Ⅱ刺激肾上腺皮质分泌醛固酮，造成水钠潴留，使血压进一步升高

20. 下面影像设备在血管系统介入放射学最常用的是： （ ）

A. 彩色多普勒 B. 多排螺旋CT机 C. DSA机

D. 开放型 MR 机　　E. 电视透视

21. 穿刺活检术常用的导引设备是：（　　）

A. B超　　B. CT 机　　C. DSA 机

D. 开放型 MR 机　　E. 电视透视机

22. 介入手术中，通常描述导丝直径的单位是：（　　）

A. 厘米　　B. 毫米　　C. Gauge　　D. French　　E. 英寸

23. 介入手术中，通常描述穿刺针直径的单位是：（　　）

A. 厘米　　B. 毫米　　C. Gauge　　D. French　　E. 英寸

24. 介入手术中，通常描述导管直径的单位是：（　　）

A. 厘米　　B. 毫米　　C. Gauge　　D. French　　E. 英寸

25. 下列选项不是介入治疗前术前的常规准备项目的是：（　　）

A. 术前禁食 4 h　　B. 血常规和凝血功能检查

C. 肝功能、生化、电解质检查　　D. CT 或 MR 检查

E. 术前谈话，患者或家属在治疗同意书上签字

26. 股动脉穿刺插管术后，通常穿刺点压迫多长时间后局部加压包扎：（　　）

A. 3～5 min　　B. 5～8 min　　C. 6～10 min

D. 10～15 min　　E. 15～20 min

27. 股动脉穿刺插管术后的处理中，下列选项中不正确的是：（　　）

A. 术后观察穿刺点有无出血

B. 穿刺侧下肢制动 8 h

C. 穿刺侧下肢制动 24 h

D. 观察下肢皮肤温度与足背动脉搏动情况

E. 24 h 后患者可下床活动

28. 经皮经肝胆道引流术的适应证中，下列选项中正确的是：（　　）

A. 肝内胆管扩张≥10 mm，血清胆红素＞120 μmol/L

B. 肝内胆管扩张≥3 mm，血清胆红素＞170 μmol/L

C. 血清胆红素升高以间接胆红素升高尤为严重时

D. 大量腹水

E. 全身极度衰弱

29. 下列情况下不是肾盂造瘘术的适应证的是：（　　）

A. 解除尿路梗阻所致的肾盂肾盏扩张

B. 输尿管瘘做上段分流

C. 结核性肾积水

D. 肾盂输尿管的刷片活检

E. 诊断尿路梗阻的原因和部位

30. 下列选项中，不是富血管肿瘤动脉造影的典型表现的是： （ ）
A. 肿瘤供血动脉增粗
B. 肿瘤内可见到排列紊乱、增生的新生血管
C. 肿瘤内可见异常引流静脉，动静脉瘘
D. 肿瘤染色
E. 邻近血管被推移包绕

31. 下列选项中，不是部分脾动脉栓塞术适应证的是： （ ）
A. 脾功能亢进
B. 地中海贫血
C. 特发性血小板减少性紫癜
D. 门静脉高压引起的上消化道大出血
E. 脾破裂

32. 部分脾动脉栓塞术如果过量栓塞，最容易引发的并发症是： （ ）
A. 腹腔出血　B. 白细胞下降　C. 血小板升高
D. 黄疸　E. 脾脓肿

33. 下列栓塞剂中，最容易造成靶器官组织缺血坏死的是： （ ）
A. 明胶海绵　B. 弹簧圈　C. 可脱球囊
D. 无水乙醇　E. 超液化碘油

34. 下列栓塞剂中，哪一种不是永久栓塞剂： （ ）
A. 明胶海绵　B. 弹簧圈　C. 可脱球囊
D. 无水乙醇　E. 碘化油化疗药物乳剂

35. 下列哪项不是液体栓塞剂： （ ）
A. 碘化油化疗药物乳剂　B. 无水乙醇
C. 鱼肝油酸钠　D. 泡沫聚乙烯醇
E. 组织胶

36. 介入性栓塞术可用于以下情况，不适宜的是： （ ）
A. 产后大出血　B. 肾挫伤
C. 胃冠状静脉出血　D. 蛛网膜下隙出血
E. 脑实质内出血

37. 恶性肿瘤适应做动脉栓塞治疗的，不是适应证的是： （ ）
A. 原发性肝细胞性肝癌　B. 原发性胆管细胞性肝癌
C. 肾脏肿瘤　D. 肾上腺肿瘤
E. 盆腔恶性富血管性肿瘤

38. 下列恶性肿瘤中不能进行栓塞治疗的是： （ ）
A. 原发性肝细胞肝癌　B. 肾上腺癌

C. 盆腔富血管性恶性肿瘤　　D. 颌面部恶性肿瘤
E. 大脑星性胶质瘤

39. 良性肿瘤适应做动脉栓塞治疗，以下选项中不属于适应证的是：（　　）
A. 脑膜瘤　　B. 鼻咽纤维血管瘤
C. 颈动脉球瘤　　D. 小肠平滑肌瘤
E. 症状性子宫肌瘤

40. 关于栓塞后并发症的叙述中，不正确的是：（　　）
A. 栓塞后并发症是术后不希望发生的症状或体征
B. 误栓的后果与被误栓的器官的重要性和误栓的程度有关
C. 栓塞后出现的发热是正常现象，不属栓塞后并发症
D. 过度栓塞是引起栓塞后并发症的原因之一
E. 误栓分为反流性误栓和顺流性误栓

41. 动脉药物灌注术中，选择化疗药物时，下列叙述不正确的是：（　　）
A. 细胞周期特异性药物对癌细胞的杀伤作用较弱且缓慢
B. 细胞周期非特异性药物对癌细胞的杀伤作用较强烈
C. 细胞周期非特异性药物为剂量依赖型，适宜一次性冲击性动脉灌注化疗
D. 细胞周期特异性药物为剂量依赖型，适宜一次性冲击性动脉灌注化疗
E. 动脉灌注化疗术中，应该联合应用不同种类的化疗药物，以提高疗效

42. 局部灌注溶栓药物治疗血栓形成性疾病时，需要监测凝血酶原时间，当凝血酶原时间延长至正常的几倍时，应该停止减慢溶栓剂的注入速度或停止溶栓：（　　）
A. 0.5 倍　　B. 1 倍　　C. 2 倍　　D. 4 倍　　E. 8 倍

43. 下列溶栓药物中，溶栓药物对血栓作用的选择性最好，溶栓并发症少的是：（　　）
A. 蝮蛇抗栓酶　　B. 尿激酶
C. 组织纤溶酶原激活因子　　D. 链激酶
E. 冬凌克栓酶

44. 下列溶栓药物中，目前临床最为常用的是：（　　）
A. 蝮蛇抗栓酶　　B. 尿激酶
C. 组织纤溶酶原激活因子　　D. 链激酶
E. 冬凌克栓酶

45. 下列溶栓药物中，溶栓药物过敏反应发生率高，临床现已很少使用的是：（　　）
A. 蝮蛇抗栓酶　　B. 尿激酶

C. 组织纤溶酶原激活因子　　D. 链激酶
E. 冬凌克栓酶

46. 下列选项中，不是经皮经腔血管成形术适应证的一项是：（　　）
A. 动脉粥样硬化引起的有血流动力学意义的血管狭窄
B. 血管搭桥术后所致的吻合口狭窄及移植血管狭窄
C. 肾动脉狭窄所致的继发性高血压
D. 动脉狭窄段合并有溃疡或钙化者
E. 血管肌性发育不良所致的局限性狭窄

47. 下列选项中，不是经皮经腔血管成形术常见并发症的一项是：（　　）
A. 穿刺部位血肿　　B. 动脉瘤形成　　C. 空气栓塞
D. 血栓形成　　E. 血管壁破裂

48. 布加综合征的概念，下列选项中叙述不正确的是：（　　）
A. 下腔静脉肝段发生的阻塞
B. 可以合并有肝静脉或者不合并有肝静脉的阻塞
C. 通常合并肾静脉狭窄，肾功能受到影响
D. 下腔静脉阻塞可以有膜形或节段形
E. 肝静脉狭窄时，可以出现门静脉高压症状

49. 布加综合征通常分为：（　　）
A. 2 型　　B. 3 型　　C. 4 型　　D. 5 型　　E. 6 型

50. 布加综合征的临床表现中，不正确的一项是：（　　）
A. 以青壮年多见，男性多于女性
B. 以中老年多见，女性多于男性
C. 腹痛、腹胀、黄疸、腹水、肝脾肿大等门静脉高压的症状和体征
D. 双下肢肿胀
E. 活动后常感心悸、气短

51. 肾动脉球囊扩张成形术的适应证中，下列叙述正确的一项是（　　）
A. 理想的适应证是单侧肾动脉长段、单发、无钙化的狭窄，狭窄程度大于 50%
B. 理想的适应证是单侧肾动脉短段、单发、无钙化的狭窄，狭窄程度大于 70%
C. 理想的适应证是单侧肾动脉短段、多发、无钙化的狭窄，狭窄程度大于 70%
D. 理想的适应证是单侧肾动脉短段、多发、无钙化的狭窄，狭窄程度大于 50%
E. 大动脉炎症活动期

52. 肾动脉支架扩张成形术的适应证中，下列叙述正确的是：（　　）

A. 理想的适应证是单侧肾动脉长段、单发、无钙化的狭窄，狭窄程度大于50％

B. 理想的适应证是单侧肾动脉短段、单发、无钙化的狭窄，狭窄程度大于70％

C. 理想的适应证是单侧肾动脉短段、多发、无钙化的狭窄，狭窄程度大于70％

D. 大动脉炎活动期

E. 年龄较小的少儿患者

53. 下列途径中是介入手术中最常用的穿刺途径的是：（　　）

A. 桡动脉　　B. 肱动脉　　C. 股动脉

D. 颈总动脉　　E. 锁骨下动脉

54. 下列器材中，不在血管系统介入手术中使用的是：（　　）

A. 穿刺针　　B. 导丝　　C. 导管鞘

D. 内涵管　　E. 金属支架

55. 在介入灌注与栓塞术中，下列介入器材中的常规器材是：（　　）

A. 同轴导管系统　　B. 灌注导丝　　C. PCS

D. 微导管　　E. 球囊阻塞导管

56. 下列造影剂中，离子型造影剂是：（　　）

A. 优维显　　B. 碘海醇　　C. 泛影葡胺

D. CO_2　　E. 碘化油

57. 碘剂过敏的患者需要行血管造影，可以替代以：（　　）

A. 优维显　　B. 碘海醇　　C. 泛影葡胺

D. CO_2　　E. 碘化油

58. 选择性腹腔干动脉造影中，下列动脉中不会显影的是：（　　）

A. 胃左动脉　　B. 肝总动脉　　C. 脾动脉

D. 肠系膜上动脉　　E. 胃右动脉

59. 血管内药物灌注术理论依据及适应证的描述中，不正确的是：（　　）

A. 血管内药物灌注术注重药物的局部效应，使药物直接作用于病变的局部

B. 提高病变局部的药物浓度，可以增强治疗效果，减少药物对全身的不良反应

C. 治疗肝、脾、肾、消化道及盆腔脏器的出血

D. 尿激酶灌注溶栓的风险比全身静脉溶栓的风险明显降低

E. 转移性肿瘤的治疗

60. 原发性肝癌,下列情况下适宜进行肝动脉栓塞治疗的是： ( )
A. 大量腹水
B. 门静脉主干有癌栓,没有明显的门静脉侧支循环形成
C. 血清胆红素大于 50 μmol/L
D. 肝脏肿瘤体积巨大,占据肝脏体积的 40%,肝功能 Child B 级
E. 弥漫性少血供型肝癌

61. 原发性肝癌进行肝动脉栓塞治疗时常用的栓塞剂是： ( )
A. 碘化油化疗药物乳剂
B. PVA
C. 无水乙醇
D. 明胶海绵
E. 金属弹簧圈

62. 外伤性肾挫伤做肾动脉栓塞止血,通常选用的栓塞物质是： ( )
A. 碘化油
B. PVA
C. 无水乙醇
D. 明胶海绵
E. 金属弹簧圈

63. 外伤性肾挫伤合并假性动脉瘤形成,通常选用的栓塞物质是 ( )
A. 碘化油
B. PVA
C. 无水乙醇
D. 明胶海绵
E. 金属弹簧圈

64. 症状性子宫肌瘤介入治疗时通常采用的栓塞剂是： ( )
A. 碘化油
B. PVA
C. 无水乙醇
D. 明胶海绵
E. 金属弹簧圈

65. 血管内金属支架的材料与类型描述,哪项不正确： ( )
A. 根据制作材料分为不锈钢支架、镍钛合金支架和内涵管
B. 根据展开的方式分为自膨式支架和球扩式
C. 根据表面处理情况分为裸露型、涂层型和覆膜型
D. 按照功能分为单纯支撑型和治疗型
E. 根据制作工艺分为编织型和激光切割型

66. 下列选项不是血管内金属支架成形术的适应证的是： ( )
A. 髂动脉、股动脉、冠状动脉、肾动脉、肺动脉、腔静脉、主动脉狭窄性疾病
B. 偏心性狭窄等不适宜做单纯球囊扩张成形术者
C. 经皮腔内球囊扩张成形术后再狭窄或者急性闭塞以及发生动脉痉挛者
D. 经皮腔内球囊扩张成形术后,为预防再狭窄或急性闭塞时
E. 广泛的末梢血管狭窄

67. 下面对球囊血管成形术后再狭窄的描述,不正确的是： ( )
A. PTA 后再狭窄分为急性血管闭塞、早期再狭窄、晚期再狭窄

B. 早期再狭窄是 PTA 后 1 年内发生的再狭窄
C. 早期再狭窄是 PTA 后 1 个月内发生的再狭窄
D. 急性血管闭塞是指操作成功,但 PTA 后立刻或不久发生血管闭塞
E. PTA 后再狭窄总平均发生率约为 30%

68. 下列关于血管成形术后再狭窄防治措施的描述,不正确的是: ( )
A. PTA 后再狭窄确切机制尚不清楚
B. 抗血栓形成、抗平滑肌细胞增生和放射治疗是目前的三大措施
C. 防止血栓形成是防治再狭窄的重要环节
D. 抗平滑肌细胞增生的基因治疗目前还没有进入临床
E. 在防治 PTA 后血管再狭窄时,体外照射治疗比体内照射效果好

69. 球囊血管成形术后再狭窄机制中,不是导致血管急性闭塞的原因的是: ( )
A. 内-中膜撕裂 B. 内膜剥离 C. 血管痉挛
D. 血栓形成 E. 血管破裂

70. 下列哪种不是理想静脉滤器的特征: ( )
A. 能够阻止较大的血栓块通过 B. 不影响正常的血流
C. 置放容易 D. 置入后滤器稳定,不移位
E. 滤器网孔越密越好

71. 功能性胰岛细胞腺瘤需要采血检查,采血导管的位置叙述不正确的是: ( )
A. 门静脉主干远端 B. 门静脉主干近端
C. 肠系膜上静脉 D. 肠系膜下静脉
E. 脾静脉

72. 以下选项中,不是 PTCD 手术的禁忌证的是: ( )
A. 有明显的出血征象 B. 大量腹水
C. 肝功能衰竭 D. 碘剂过敏
E. 胰腺十二指肠区恶性肿瘤侵犯、压迫了胆总管

73. 有关 Seldinger 穿刺法的叙述,不正确的是: ( )
A. 穿刺前局部麻醉时,要先做皮内麻醉
B. 尖刀片挑开皮肤 2 mm,穿刺针斜面朝向上
C. 30°～40°快速穿透血管前后壁,退出针心,缓慢退针至见血液从针尾射出
D. 30°～40°缓慢穿透血管前壁,见血液从针尾射出
E. 引入导丝,退针置鞘

74. 经导管药物灌注化疗有以下几种方法,能够兼顾提高靶器官局部药物浓

度并能延长药物作用时间，减少正常组织药物接受量的方法是： （ ）
A. 一次冲击性动脉内药物灌注术
B. 动脉阻滞化疗
C. 导管留置长期药物灌注
D. 经皮导管药盒系统植入术
E. 降主动脉内药物灌注

75. 关于输卵管成形术，下列叙述不正确的一项是： （ ）
A. 输卵管再通适用于输卵管阻塞者
B. 壶腹部远端、伞端组织不宜进行再通术
C. 子宫角部严重闭塞者、结核性输卵管炎不宜进行再通术
D. 金属支架成形术可用于输卵管局限性狭窄的治疗
E. 输卵管再通后要继续给予药物性通水，维持输卵管通畅

76. 下列消化道哪个部位还不能进行管腔成形术的介入治疗： （ ）
A. 食管 B. 胃 C. 十二指肠
D. 空肠 E. 直肠

77. 食管狭窄金属支架成形术不适宜： （ ）
A. 食管癌晚期 B. 年龄偏小的儿童食管化学性烧伤
C. 食管气管瘘的病人 D. 食管肿瘤术后复发病人
E. 贲门癌

78. 下列选项不属于介入治疗非血管管腔成形术范围： （ ）
A. 胆道成形术 B. 鼻泪管成形术
C. 泌尿道成形术 D. 消化道成形术
E. 椎管成形术

79. TIPSS 手术主要用于： （ ）
A. 原发性肝癌 B. 阻塞性黄疸
C. 肝硬化、门静脉高压 D. 下消化道出血
E. 脾功能亢进

80. 下列操作步骤不是 TIPSS 手术中的必须步骤： （ ）
A. 经股静脉穿刺
B. 经颈内静脉穿刺
C. 肝静脉造影后经肝静脉向门静脉穿刺
D. 门静脉造影后，引入球囊导管扩张分流道
E. 分流道扩张后，留置支架，支架置放成功后，再次做门静脉造影

参考答案

一、名词解释

1. 介入放射学：是以影像诊断为基础，在医学影像诊断设备引导下，利用穿刺针、导管及其他介入器材，对疾病进行治疗或采集组织学、细菌学及生理、生化资料进行诊断的学科。

2. 经导管动脉栓塞术：X线电视透视下经导管向靶血管内注入或送入栓塞物质，使之闭塞从而达到预期治疗目的的技术。

3. 经皮经腔血管成形术：是采用导管技术扩张或再通发生粥样硬化的动脉或其他原因所致的血管狭窄或闭塞性病变的方法。

4. 药物血管造影：为了提高诊断的准确性，在介入血管造影中，局部使用血管活性药物后再进行血管造影的方法，称为药物血管造影。

5. 肿瘤染色：富血管性肿瘤在动脉造影的实质期，肿瘤被造影剂充填，形成染色，密度常高于其周围组织，称为肿瘤染色。

6. 首过效应：药物第一次通过靶器官时被提取和代谢的现象，也包括一些其他效应。

7. 层流现象：药物的比重通常比血液小，当药物进入血管后并不能很快和血液混合，特别在卧位给药时，药物常在血柱的上层流动，优先进入向人体腹侧开口的血管或优先分布于靶器官的腹侧部分的现象。

二、单项选择题

1. E	**2.** B	**3.** E	**4.** B	**5.** A	**6.** C	**7.** D	**8.** A
9. D	**10.** B	**11.** D	**12.** B	**13.** D	**14.** C	**15.** C	**16.** B
17. D	**18.** C	**19.** D	**20.** C	**21.** A	**22.** E	**23.** C	**24.** D
25. D	**26.** D	**27.** C	**28.** B	**29.** C	**30.** E	**31.** D	**32.** E
33. D	**34.** A	**35.** D	**36.** E	**37.** B	**38.** E	**39.** D	**40.** C
41. D	**42.** C	**43.** C	**44.** B	**45.** D	**46.** D	**47.** C	**48.** C
49. C	**50.** B	**51.** B	**52.** B	**53.** C	**54.** D	**55.** D	**56.** C
57. D	**58.** D	**59.** D	**60.** D	**61.** A	**62.** D	**63.** E	**64.** B
65. A	**66.** E	**67.** C	**68.** E	**69.** A	**70.** E	**71.** D	**72.** E
73. D	**74.** B	**75.** D	**76.** D	**77.** B	**78.** E	**79.** C	**80.** A

第三篇　影像技术

一、名词解释

1. 射线对比度
2. 放大率
3. 第一斜位
4. 宽容度
5. 听眶线
6. 透光率
7. 增感率
8. 平均斜率
9. 栅比
10. 定影
11. 时间减影
12. 球管热容量
13. 均匀度
14. 空间分辨率
15. CT 值
16. 时间飞跃效应
17. 进动
18. 纵向弛豫
19. 螺距
20. 像素

二、单项选择题

1. 组成原子的是：（　　）
   A. 原子核和核外电子　B. 原子和中子
   C. 中子和核外电子　D. 原子核和质子
   E. 质子和核外电子
2. 高速电子与阳极靶物质发生相互作用时：（　　）
   A. 产生连续 X 线　B. 只产生特性 X 线
   C. 产生连续 X 线和特性 X 线　D. 不产生 X 线
   E. 产生电子线
3. X 线摄影中表示 X 线量的是（　　）
   A. 半值层　B. 靶物质　C. kV
   D. mAs　E. 电压波形
4. 在 X 线管中，当高速电子与阳极靶相互作用时，绝大部分高速电子的能量转变为：（　　）
   A. X 线的能量　B. 热能　C. 连续 X 线的能量
   D. 特性 X 线的能量　E. 电子对的能量
5. 导致 X 线衰减的原因是：（　　）
   A. 物质和距离　B. X 线不可见　C. X 线波长短

D. X线能量大　　E. X线是电磁波

6. X线在医学上利用的原理中不包括：（　　）

A. 利用其穿透性进行X线检查　　B. 利用其荧光作用进行透视检查

C. 利用其摄影作用进行照片检查　　D. 利用其电离作用进行CT扫描

E. 利用其生物效用进行肿瘤治疗

7. 常用X射线管的阴极类型有：（　　）

A. 平面焦点型　　B. 圆焦点型　　C. 三角焦点型

D. 螺旋管型　　E. 有B或C项所述的两种类型

8. X射线的量和质，其含意正确的是：（　　）

A. X射线的量和质之和表示X射线的强度

B. 量就是X射线光子的数量，质则是X射线光子的能量

C. X射线的量和质之积表示X射线的强度

D. X射线的量和质成反比关系

E. X射线的量和质成正比关系

9. 作为X线照片影像的可供诊断的密度范围是：（　　）

A. 0.5～1.0　　B. 0.5～2.0　　C. 0.25～2.0

D. 0.25～2.5　　E. 0.5～2.5

10. 对影像半影模糊的控制阈值为：（　　）

A. 0.02 mm　　B. 0.20 mm　　C. 0.25 mm

D. 0.5 mm　　E. 0.6 mm

11. 与X线量无关的因素是：（　　）

A. 管电流　　B. 管电压

C. 给予X线管的电能　　D. 靶物质的原子序数

E. X线管阳极、阴极间的距离

12. 对X线产生效率的说法，正确的是：（　　）

A. 很高　　B. 很低　　C. 一般

D. 50%　　E. 100%

13. 物质对X线的总衰减系数包括：（　　）

A. 光电衰减系数　　B. 相干散射衰减系数

C. 康普顿衰减系数　　D. 电子对效应衰减系数

E. 以上都是

14. 人体各组织对X线的衰减，由大变小的顺序是：（　　）

A. 骨、脂肪、肌肉、空气　　B. 骨、肌肉、脂肪、空气

C. 脂肪、骨、肌肉、空气　　D. 肌肉、骨、脂肪、空气

E. 肌肉、脂肪、骨、空气

15. 有效焦点与实际焦点的关系，正确的描述是：（　　）
A. 实际焦点一定等于有效焦点
B. 实际焦点的长度越长，有效焦点也就越大
C. 靶角越小，有效焦点面积也就越小
D. 实际焦点一定大于或等于有效焦点
E. 实际焦点与有效焦点无定量关系

16. 关于X线照片影像的形成要素，不包括：（　　）
A. 照片密度　B. 照片的感度　C. 照片的对比度
D. 照片的锐利度　E. 照片的放大与变形

17. 观察小儿发育情况，需摄取：（　　）
A. 腕关节正位　B. 腕关节侧位　C. 双腕关节斜位
D. 双腕关节正位　E. 双腕关节侧位

18. 肩关节正位摄影，中心线正确射入点为：（　　）
A. 锁骨的中点　B. 关节盂　C. 肩峰
D. 肩胛骨喙突　E. 肱骨头

19. 锁骨正位片：锁骨显示为"∽"形弯曲为：（　　）
A. 肩关节旋转所致　B. 肩关节抬高所致　C. 肩关节外展所致
D. 肩关节内收所致　E. 肩关节倾斜所致

20. 膝关节侧位摄影，关节需屈曲多少度：（　　）
A. 105°　B. 115°　C. 125°　D. 135°　E. 145°

21. 类风湿性关节炎，正确的摄影体位是：（　　）
A. 双手正位　B. 单侧腕关节正位
C. 双侧腕关节正位　D. 单手正位，包括腕关节
E. 双手正位，包括腕关节

22. 有关X线束、照射野的叙述，错误的是：（　　）
A. X线球管发射锥形X线束
B. X线束入射被照体曝光面的大小称照射野
C. 摄影时照射野应尽量大
D. 摄影中的X线束有一定的穿透能力
E. X线束中心部分的X线为中心线

23. 放大摄影X线管焦点为0.05，允许的最大放大率为（　　）
A. 3倍　B. 4倍　C. 5倍　D. 6倍　E. 7倍

24. 关于滤线栅使用注意事项的叙述，错误的是：（　　）
A. 将滤线栅置于焦点和被照体之间
B. 焦点到滤线栅的距离与栅焦距相等

C. X 线中心线对准滤线栅的中心
D. 原射线投射方向与滤线栅铅条排列间隙平行
E. 原发 X 线与滤线栅铅条平行

25. 机洗的干燥温度一般设定在：（　　）
A. 18～20℃　B. 22～30℃　C. 34～40℃
D. 45～55℃　E. 60～65℃

26. 放大摄影的定位方法，错误的是：（　　）
A. 解剖学定位法　B. 透视定位法　C. X 线平片定位法
D. 生理定位法　E. 透视、照片综合法

27. 幼儿胸部正位摄影，中心线经：（　　）
A. 第 5 胸椎　B. 第 6 胸椎　C. 第 7 胸椎
D. 胸骨角水平　E. 腋中线前 5 cm 水平

28. 摄影中减小运动模糊的叙述，错误的是：（　　）
A. 被照体固定　B. 选择适当的呼吸方法
C. 缩短曝光时间　D. 短焦一片距
E. 选用高速增感屏

29. X 线透过被照体后形成的 X 线强度的差异，称为：（　　）
A. 人工对比度　B. 天然对比度　C. X 线射线对比度
D. 胶片对比度　E. 照片对比度

30. 病人仰卧，影像增强器转至病人左前方的摄影方向称：（　　）
A. 头足位　B. 足头位　C. 复合位
D. 左前斜位　E. 右前斜位

31. 平静呼吸下屏气，常用检查：（　　）
A. 手　B. 下肢　C. 前臂
D. 心脏　E. 躯干

32. 人体水平面又称为：（　　）
A. 横切面　B. 矢状面　C. 额状面
D. 冠状面　E. 正中矢状面

33. X 线自被照体的前面投向后面称为：（　　）
A. 前后方向投射　B. 后前方向投射　C. 冠状方向投射
D. 轴方向投射　E. 切线方向投射

34. X 线呈矢状方向从患者的后方垂直射入胶片时的体位是：（　　）
A. 侧位　B. 前后位　C. 后前位
D. 颌顶位　E. 顶颌位

35. 通常照片铅字标记应置于暗盒边缘内：（　　）

A. 0.5 cm 处　B. 1.0 cm 处　C. 1.5 cm 处
D. 3 cm 处　E. 5 cm 处

36. 外耳孔与同侧眼眶下缘的连线称为：（　）
A. 听眦线　B. 听眶线　C. 听鼻线
D. 听口线　E. 瞳间线

37. 脐上 3 cm 与哪个腰椎同一平面：（　）
A. 第 12 胸椎　B. 第 1 腰椎　C. 第 2 腰椎
D. 第 3 腰椎　E. 第 4 腰椎

38. 关于胶片的叙述，错误的是：（　）
A. 晶体颗粒大，感光度高　B. 晶体颗粒分布均匀，对比度高
C. 晶体颗粒大小不一，宽容度高　D. 晶体颗粒小，分辨率低
E. 晶体颗粒小，涂层薄，清晰度好

39. X 线胶片特性曲线的直线部是指：（　）
A. 密度与照射量的变化不成比例的部分
B. 密度与照射量的变化成比例的部分
C. 不是摄影中力求应用的部分
D. 密度与照射量没联系的部分
E. 称为反转部

40. 胶片特性曲线不能直接反映的是：（　）
A. 反差系数　B. 宽容度　C. 感色性
D. 分辨率　E. 本底灰雾

41. 不属于一般摄影用 X 线胶片的是：（　）
A. 感蓝胶片　B. 感绿胶片　C. 荧光缩影胶片
D. 乳腺摄影用正色胶片　E. 高清晰度摄影用胶片

42. 关于阴性对比剂的叙述，错误的是：（　）
A. 空气是阴性对比剂　B. 空气在器官内吸收较快
C. 空气易产生气体栓塞　D. 二氧化碳的溶度较大
E. 二氧化碳不易产生气体栓塞

43. 胸部摄影，FFD 选用 180 cm 的原因是避免因：（　）
A. 左右径较窄、前后径较薄引起的影像放大
B. 左右径较厚、前后径较宽引起的影像放大
C. 左右径较短、前后径较长引起的影像放大
D. 左右径较扁、前后径较窄引起的影像放大
E. 左右径较宽、前后径较厚引起的影像放大

44. 膈上肋骨摄影，采用的呼吸方式为（　）

A. 浅呼吸屏气　　B. 深呼气屏气　　C. 深吸气屏气
D. 平静呼吸屏气　　E. 腹式呼吸屏气

45. 心脏右前斜位，摄影的角度是：（　　）
A. 45°～55°　　B. 56°～65°　　C. 66°～70°
D. 71°～80°　　E. 81°～85°

46. 上颌窦摄影，常规首选位置是：（　　）
A. 柯氏位　　B. 瓦氏位　　C. 斯氏位
D. 劳氏位　　E. 瑞氏位

47. 正确选择乳突梅氏位的摄影角度，应是：（　　）
A. 双 25°　　B. 双 35°　　C. 双 45°
D. 双 55°　　E. 双 65°

48. 外伤性颅底骨折，禁止使用的摄影体位是：（　　）
A. 颅底侧位　　B. 颅底颌顶位　　C. 头颅汤氏位
D. 头颅半轴位　　E. 高颈椎颅底侧位

49. 腰椎椎弓峡部断裂，正确的摄影体位是：（　　）
A. 腰椎正位　　B. 腰椎侧位　　C. 腰椎双斜位
D. 胸腰段斜位　　E. 胸腰段侧位

50. 细小玻璃碎片进入眼内，该异物属于：（　　）
A. 不透性异物　　B. 半透性异物　　C. 透过性异物
D. 金属性异物　　E. 磁性异物

51. 有关乳腺摄影的叙述，错误的是：（　　）
A. 需要加压　　B. 使用单乳剂胶片
C. 使用高速增感屏　　D. 常规摄影取轴位和侧斜位
E. 依发育期确定曝光条件

52. 肱骨穿胸侧位，适用的病变是：（　　）
A. 肱骨骨折　　B. 肱骨骨疣　　C. 肱骨骨髓炎
D. 肱骨成骨肉瘤　　E. 肱骨外科颈骨折

53. 下列疾患，不能由腹部平片诊断的是：（　　）
A. 胆囊阳性结石　　B. 肠梗阻　　C. 慢性胰腺炎
D. 消化道穿孔　　E. 小儿先天性肛门闭锁

54. 减少和排除散射线的方法中，错误的是：（　　）
A. 缩小照射野减少散射线
B. 用金属后背盖的暗盒减少散射线
C. 用遮线筒或缩光器来减少散射线
D. 选择高电压摄影的方法

E. 使用滤线栅法排除散射线

55. 造影前不需做肠道清洁准备的是： ( )
A. 静脉肾盂造影 B. 膀胱造影 C. 肝动脉造影
D. 输卵管造影 E. 四肢静脉造影

56. 能较好地反映胆囊浓缩功能的造影方法是： ( )
A. 静脉法胆系造影 B. 口服法胆系造影
C. 术中胆管造影 D. 经皮肝穿刺胆管造影

57. 子宫输卵管造影的禁忌证是： ( )
A. 子宫输卵管慢性炎症 B. 子宫输卵管结核
C. 子宫输卵管良性肿瘤 D. 子宫输卵管位置、形态异常
E. 子宫输卵管出血

58. 眼球异物定位检查的主要目的是： ( )
A. 确定有无异物 B. 确定异物大小 C. 确定异物位置
D. 确定异物性质 E. 确定手术方案

59. 增感屏的保管、使用中，错误的是： ( )
A. 防高温、防潮湿 B. 防阳光曝晒
C. 防止水或药液溅入 D. 发现灰尘即用口吹清除
E. 暗盒应直立放置，避免重压变形

60. 不能显示跟骨影像的摄影体位是： ( )
A. 足正位 B. 足侧位 C. 全足正位
D. 跟骨侧位 E. 跟骨轴位像

61. CT 与 X 线照片比较，X 线照片不易显示的病变是： ( )
A. 骨折 B. 异物 C. 骨结核
D. 骨肿瘤 E. 软组织内出血

62. 不适宜进行 DSA 检查的是： ( )
A. 出血性病变 B. 血管性疾病的介入治疗
C. 冠状动脉病变 D. 良、恶性肿瘤的鉴别诊断
E. 严重的心、肝、肾疾病

63. DSA 常用的减影方法是： ( )
A. 时间减影法 B. 能量减影法 C. 混合减影法
D. 电视减影法 E. 以上都不是

64. 关于前臂侧位摄影，错误的叙述是： ( )
A. 尺侧靠近暗盒 B. 桡侧靠近暗盒 C. 肘部屈曲约 90°
D. 肩部尽量放低 E. 掌面垂直暗盒

65. 肩关节前后位摄影，中心线应对准： ( )

A. 肱骨头　B. 喙突　C. 喙突下 2 cm

D. 喙突下 5 cm　E. 肩锁关节

66. 足前后位摄影，中心线应对准：（　）

A. 第三跖骨头　B. 第三跖骨基底部　C. 第三跖趾关节

D. 内、外踝连线中点　E. 距骨中点

67. 检查小儿髋关节脱位复位情况的体位是：（　）

A. 髋关节前后位　B. 髋关节侧位　C. 髋关节侧斜位

D. 髋关节蛙形位　E. 髋关节后前斜位

68. 第 3～7 颈椎前后位摄影时，中心线应：（　）

A. 向头侧倾斜 20°　B. 向头侧倾斜 10°

C. 垂直入射胶片　D. 向足侧倾斜 10°

E. 向足侧倾斜 20°

69. 骶骨前后位摄影的中心线是：（　）

A. 垂直投射　B. 向头侧倾斜 15°　C. 向足侧倾斜 15°

D. 向头侧倾斜 45°　E. 向足侧倾斜 45°

70. 心脏左前斜位摄影，身体冠状位与胶片夹角为：（　）

A. 15°～20°　B. 25°～30°　C. 35°～40°

D. 45°～55°　E. 55°～65°

71. 成人心脏摄影的焦—片距为：（　）

A. 50 cm　B. 85 cm　C. 100 cm

D. 120 cm　E. 200 cm

72. 关于头颅侧位摄影的叙述，错误的是：（　）

A. 可用于了解蝶鞍的大小和形态　B. 是头颅常规摄影位置

C. 被检者取仰卧位　D. 矢状面与床面平行

E. 瞳间线与床面垂直

73. 岩骨双 45°轴位，又称为：（　）

A. 劳氏位(Law's)　B. 许氏位(Suhuller's)

C. 低氏位(Runstrom's)　D. 梅氏位(Mayer's)

E. 斯氏位(Stenever's)

74. 乳突双 15°侧位，亦称为：（　）

A. 劳氏位(Law's)　B. 许氏位(Schuller's)

C. 伦氏位(Runstrom's)　D. 梅氏位(Mayer's)

E. 斯氏位(Stenever's)

75. 下列组合中，正确的是：（　）

A. 视神经孔—Rhees's　B. 岩骨半轴位—ToWne's

C. 鼻窦瓦氏位—Water's　　D. 鼻窦柯氏位—Caldweell's
E. 以上都是

76. 颈椎张口位摄影，中心线经：（　　）
A. 上颌切牙咬合面中点　　B. 下颌切牙咬合面中点
C. 上颌磨牙咬合面中点　　D. 下颌磨牙咬合面中点
E. 上颌尖牙咬合面中点

77. 有关肾盂造影时压迫腹部的叙述，错误的是：（　　）
A. 防止对比剂流入膀胱　　B. 压迫点为脐水平两侧
C. 压迫球呈倒"八"字形放置　　D. 压力为 5.3～8.0 kPa
E. 观察全尿路时解除压迫

78. 解除因腹部加压引起迷走神经反应的最有效措施是：（　　）
A. 抗休克措施　　B. 注射阿托品　　C. 注射肾上腺素
D. 立即解除压迫　　E. 输液以加速对比剂的排泄

79. 阴性对比剂的特点，错误的是：（　　）
A. 密度低　　B. 成本低　　C. 质量轻
D. 原子序数高　　E. X 线易穿过

80. 静脉肾盂造影检查的禁忌证是：（　　）
A. 肾盂积水　　B. 肾结石　　C. 尿路狭窄
D. 肾部肿瘤　　E. 肾功能严重损伤

81. 用于胃肠道造影的对比剂是：（　　）
A. 硫化钡　　B. 氯化钡　　C. 碳酸钡
D. 硫酸钡　　E. 氰化铂钡

82. 静脉肾盂造影中腹部压迫点，正确的是：（　　）
A. 脐水平两侧　　B. 第一腰椎水平两侧
C. 耻骨联合上方 3 cm　　D. 两侧髂前上棘连线水平
E. 脐下两侧，骶骨岬水平

83. 下列选项，不属于膀胱造影的术前准备的是：（　　）
A. 排尿　　B. 清洁肠道　　C. 备好导尿管
D. 碘过敏试验　　E. 备好注射用水和容器

84. 下列属于无机碘对比剂的是：（　　）
A. 泛影葡胺　　B. 胆影钠　　C. 碘化油
D. 碘化钠　　E. 碘帕醇

85. 经肾脏排泄的非离子型对比剂是：（　　）
A. 胆影钠　　B. 碘番酸　　C. 胆影葡胺
D. 泛影葡胺　　E. 优维显

86. 工作中常用的钨酸钙增感屏是：（　　）
A. 超低速　B. 低速　C. 中速
D. 高速　E. 超高速

87. 增感屏结构中反射层的作用是：（　　）
A. 提高发光效率　B. 提高清晰度　C. 改善颗粒度
D. 控制量子斑点　E. 提高对比度

88. 单纯型增感屏的荧光体为：（　　）
A. 钨酸钙　B. 硫氧化钆　C. 硫氧化钇
D. 氟氯化钡　E. 溴氧化镧

89. 利用碘化铯闪烁体和非晶硅作为探测元的检测器是：（　　）
A. 硒鼓检测器　B. IP 成像转化器
C. 直接转化平板探测器　D. 间接转化平板探测器
E. 多丝正比室检测器

90. DR 使用的检测装置是：（　　）
A. IP 板　B. 影像增强器　C. 平板探测器
D. 电离室　E. 光电管

91. DR 系统与屏片系统相比，其优点不包括：（　　）
A. X 线剂量低　B. X 线曝光宽，容度大
C. 图像可进行后处理　D. 分辨率高
E. 图像可进行数字化存储

92. CR 中可记录与读出 X 线影像信息的载体是：（　　）
A. 胶片　B. 磁盘　C. IP 板
D. 荧光屏　E. 平板探测器

93. 用于读出 CR 中 X 线影像信息的光束是：（　　）
A. 可见光　B. 红外线　C. 紫外线
D. 激光　E. 电子扫描线

94. CR 的调谐处理参数包括：（　　）
A. 调谐类型　B. 旋转量　C. 旋转中心
D. 调谐移动量　E. 以上都是

95. CR 系统影像信息具有的动态范围是：（　　）
A. 1∶10　B. 1∶100　C. 1∶1000
D. 1∶10 000　E. 1∶100 000

96. CR 经 X 线照射后在 IP 板上存留的是：（　　）
A. 模拟信号　B. 数字信号　C. 黑白影像
D. 彩色影像　E. 电信号

97. IP 板的类型通常有： （ ）
A. 标准型 B. 高分辨率型 C. 减影型
D. 多体层摄影型 E. 以上都是

98. IP 板的结构通常不包括： （ ）
A. 保护层 B. 反射层 C. 荧光层
D. 背衬层 E. 支持层

99. 决定 DSA 信号强度的主要因素是： （ ）
A. X 线管电压 B. X 线量 C. 曝光时间
D. 摄影部位 E. 血管内碘浓度

100. MSCT 的层厚最小可达： （ ）
A. 5 mm B. 2 mm C. 3 mm
D. 4 mm E. 0.5 mm

101. 模拟量转换为数字量由模数转换器进行，称作： （ ）
A. B/D 转换 B. A/D 转换 C. D/B 转换
D. A/B 转换 E. A/C 转换

102. 下列技术中，不是 CT 扫描中常用的影像放大技术： （ ）
A. 几何放大 B. 变域图像放大 C. 宏观图像放大
D. 内插图像放大 E. 外插图像放大

103. 病人做 CT 增强扫描前的禁食时间为： （ ）
A. 1 h B. 4 h C. 8 h
D. 12 h E. 24 h

104. CT 拍片时，通常需要放大照相的是： （ ）
A. 图像模糊不清 B. 需重点观察、有病变的层面
C. 图像分辨率不够 D. 图像的噪声较大
E. 观察部位有异影重叠

105. 与图像显示上下位置偏移有关的操作是： （ ）
A. 病人摆位左右偏离 B. 扫描机架倾角过大
C. 床面升降调节有误 D. 床面进出调节有误
E. 扫描野选择有误

106. X 线管围绕人体腹背轴（前后轴）旋转的扫描方式为： （ ）
A. 横断位扫描 B. 冠状位扫描 C. 矢状位扫描
D. 正位定位扫描 E. 侧位定位扫描

107. 不属于颅脑平扫适应证的是： （ ）
A. 颅脑出血 B. 脑萎缩 C. 脑梗死
D. 脑血管畸形 E. 先天性无脑

108. 不宜做眼及眶部CT扫描的是：（　　）
A. 眼部外伤　B. 眼眶内异物　C. 眼的先天性疾病
D. 近视眼　E. 眼球及眶内肿物

109. 鼻旁窦CT扫描参数选择，错误的是：（　　）
A. 层厚5 cm　B. 层距5 cm
C. 采用小FOV　D. 观察薄骨有否破坏改用薄扫
E. 薄扫时需降低条件

110. 喉部常规扫描，正确的屏气状态是：（　　）
A. 吸气后屏气扫描　B. 呼气后屏气扫描
C. 平静呼吸状态下扫描　D. 发"依"情况下扫描
E. 鼓气状态下扫描

111. 人眼视觉的最大灰阶等级范围是：（　　）
A. 8级　B. 16级　C. 21级
D. 32级　E. 64级

112. 将射线能量转换为可供记录的电信号的装置是：（　　）
A. 滤过器　B. 探测器　C. 准直器
D. A/D转换器　E. 显示器

113. 下列哪种不是特殊CT造影增强法：（　　）
A. 脑池造影CT　B. 脑室造影CT　C. 肝脏造影CT
D. 关节造影CT　E. 脊髓造影CT

114. 蝶鞍CT的最佳扫描方式是：（　　）
A. 冠状扫描　B. 横断扫描
C. 矢状扫描　D. 横断扫描+矢状扫描
E. 横断扫描多方位重建

115. 水的CT值范围是：（　　）
A. 22～32 HU　B. 46～66 HU　C. 10～20 HU
D. −10～0 HU　E. 120～150 HU

116. 实现人机对话的系统是：（　　）
A. 扫描系统　B. 图像处理系统　C. 视频显示系统
D. 电视组件系统　E. 软盘系统

117. CT扫描成像基本步骤中不包括：（　　）
A. X线产生　B. 采集数据　C. 重建图像
D. 显示图像　E. 图像后处理

118. 螺旋CT，螺距为1，床速为10 mm/s，层厚为：（　　）
A. 2.5 mm　B. 5 mm　C. 10 mm

D. 15 mm　　E. 20 mm

119. 每日开机进行 CT 球管训练的目的是：（　）

A. 升高球管温度　　B. 启动旋转阳极　　C. 测试球管好坏

D. 保护 X 线管　　E. 增加阴极电子

120. 不能在定位像(TOP 像)上确定的是：（　）

A. 扫描起始线　　B. 扫描终止线　　C. 扫描范围

D. 扫描角度　　E. 扫描参数

121. 肺部 CT 图像拍摄时，对于窗的基本要求是：（　）

A. 一般采用双窗拍摄

B. 只需拍摄肺窗

C. 必须要拍摄骨窗

D. 必须包括肺的宽窗和窄窗各一套

E. 必须拍摄肺窗和纵隔软组织窗

122. 在 CT 扫描前需要大量饮水的检查部位是：（　）

A. 肝胆　　B. 肺　　C. 肾脏

D. 胰腺　　E. 膀胱

123. 肝、胆、胰 CT 检查口服稀释阳性对比剂的目的是：（　）

A. 能使被观察部位与胃肠道区分开来

B. 观察肝胆消化液的分泌功能

C. 观察肝胆内病变是否引起胃肠道阻塞

D. 保护胃黏膜不受辐射线的损伤

E. 以上都是

124. 与普通 CT 相比，螺旋 CT 的缺点不包括：（　）

A. 纵向分辨率下降　　B. X 线管损耗大　　C. X 线剂量大

D. 价格贵　　E. 可回顾性地重建

125. 前列腺常用的扫描模式和层厚、层距是：（　）

A. 高分辨率扫描模式，层厚层距各 5mm

B. 软组织扫描模式，层厚层距各 5mm

C. 标准扫描模式，层厚层距各 5mm

D. 软组织扫描模式，层厚层距各 10mm

E. 标准扫描模式，层厚层距各 10mm

126. CT 机的扫描方法有：（　）

A. 低压滑环螺旋扫描　　B. 高压滑环螺旋扫描

C. 球管旋转、探测器不动　　D. 旋转

E. 以上都是

127. CT 的脊髓造影，其对比剂的注射方法是：（ ）
A. 动脉插管给药
B. 静脉给药
C. 通过口服给药
D. 经腰穿蛛网膜下隙给药
E. 通过直肠灌注给药

128. 常规 CT 扫描采取俯卧位的是：（ ）
A. 头颅轴扫
B. 双膝轴扫
C. 双踝轴扫
D. 双腕轴扫
E. 双髋轴扫

129. CT 平扫无法显示的是：（ ）
A. 软组织
B. 骨骼
C. 血液
D. 肾上腺
E. 脑白质

130. CT 图像中从白到黑的灰度影像，称为：（ ）
A. 密度分辨率高
B. 空间分辨率高
C. 灰阶
D. 窗宽窗位
E. 噪声

131. 图像未发现扫描层面外病灶，原因是：（ ）
A. 密度分辨率高
B. 空间分辨率高
C. 无层面外结构干扰
D. 灰阶范围小
E. 矩阵大

132. CT 与常规 X 线体层摄影比较，最主要的不同是：（ ）
A. 采用激光机拍照
B. 无层面外组织结构干扰重叠
C. X 线辐射剂量较小
D. 可使用对比剂增加
E. 病人摆位置较简便

133. 关于部分容积效应的叙述，错误的是：（ ）
A. 高密度组织中的低密度病灶，测出的 CT 值偏高
B. 低密度组织中的高密度病灶，测出的 CT 值偏低
C. CT 扫描中的部分容积效应是不可避免的
D. 是同一层面中，不同密度的组织 CT 值均化现象
E. 高档 CT 机，不存在部分容积效应

134. 关于 CT 噪声的叙述，正确的是：（ ）
A. 噪声的大小与扫描层厚有关
B. CT 的图像质量与噪声无关
C. 噪声不受 X 线照射剂量的影响
D. 噪声与激光胶片上的曝光量有关
E. 噪声是一种外界干扰因素

135. CT 质控测试认为，理想的水模 CT 值应为：（ ）
A. ±3 HU
B. −1 000 HU
C. +1 000 HU
D. 0 HU
E. ±5 HU

136. 影响空间分辨率的因素中，受人为因素制约的是：（ ）
A. X 射线扇形束的角度
B. 空间采样频率

C. 探测器孔径的大小　　D. 图像重建算法
E. 采样间距

137. CT 值为 0 时，其建立依据是：（　　）
A. 空气　　B. 致密骨　　C. 脂肪
D. 水　　E. 软组织

138. 下列人体组织器官 CT 值低于 0 的是：（　　）
A. 肝脏　　B. 脑白质　　C. 肺
D. 甲状腺　　E. 肌肉

139. 下列组合错误的是：（　　）
A. 模/数转换器——模拟信号转换为数字信号
B. 阵列处理器——重建图像
C. 图像以数字形式存入——硬盘
D. X 线透过人体时——衰减
E. 从球管射出的 X 线首先通过——准直器

140. CT 机空间分辨率的测量，常用的方法是：（　　）
A. 目测　　B. 仿真人体体模　　C. 分辨率体模
D. 分辨率测试线对板　　E. 星模卡

141. 与 CT 扫描伪影无关的是：（　　）
A. 扫描中病人的移动　　B. 显示器故障
C. 探测器故障　　D. 体内有金属异物
E. 扫描层面中有高密度骨出现

142. 关于 CT 空间分辨率的解释，正确的是：（　　）
A. 分辨组织之间最小密度差别的能力
B. 高对比度时，区分相邻最小物体的能力
C. 与 CT 探测器孔径大小无关
D. 与图像重建的滤波函数无关
E. 高于 X 线屏/片摄影

143. 同一扫描层面，不同 CT 值的组织被平均计算，称为：（　　）
A. 射线能量均衡分配　　B. 部分容积效应
C. CT 值同化　　D. CT 值的衰减
E. 体积同一性现象

144. 根据灰阶与 CT 值关系的叙述，正确的是：（　　）
A. 高 CT 值部分被转换为黑色
B. 高 CT 值部分被转换为白色
C. X 射线衰减越大，转换成灰阶后颜色越深

D. 图像中 X 射线未被衰减,它将显示为白色图像
E. 改变窗宽,也可改变被显示物体的 CT 值

145. 使用 CT 增强扫描的主要目的是: ( )
A. 可以减少扫描时毫安秒的用量
B. 帮助确定病变的位置
C. 提高病变组织的空间分辨率
D. 增强物体的对比度和观察病变组织的血供
E. 提高 CT 机的密度分辨率

146. CT 扫描中,边缘增强滤过的作用是: ( )
A. 增强所显示图像组织结构的边缘
B. 只增强组织中血管的边缘
C. 只增强病灶的边缘
D. 只增强高密度组织结构的边缘
E. 低密度的组织结构都被去除

147. CT 中体素与像素区别的叙述,正确的是: ( )
A. 体素是三维的概念,像素是二维的概念
B. 体素与像素的尺寸一致
C. 体素只有模拟图像才有,像素属于数字图像
D. 体素是图像重建过程中的产物
E. 矩阵中的一个小方格,被称为体素

148. 为显示肝内高密度转移灶,窗宽的设置是: ( )
A. 约在 100～250 HU　B. 约在 0～350 HU
C. 约在 250～450 HU　D. 约在−50～150 HU
E. 约在 200～500 HU

149. 关于 CT 多方位和三维图像的叙述,正确的是: ( )
A. 可直接用于影像诊断而不再需要横断面图像
B. 需通过横断面图像的重组才能获得
C. 一般都直接从原始扫描数据重建而成
D. 尚无任何诊断的参考价值
E. 其重组所需时间太长,无实用意义

150. 扫描总剂量不变,CT 的采样频率越高,结果是: ( )
A. 密度分辨率越高　B. 噪声越小　C. 密度分辨率降低
D. 空间分辨率降低　E. 低对比度分辨率越高

151. 在内耳 CT 扫描时,常选用: ( )
A. 软组织算法　B. 傅立叶图像重建算法

C. 高分辨率算法　　D. 标准算法
E. 低通滤过加权算法

152. 将探测器接收的信息转换为数字信号的是：（　　）
A. 信号放大器　　B. 探测器　　C. A/D 转换器
D. 信号比较器　　E. 后组探测器

153. 表示空间分辨率的单位是：（　　）
A. 半值全宽　　B. 对比度指数
C. 百分线对数(LP%)　　D. 平方厘米线对数(LP/cm^2)
E. 厘米线对数(LP/cm)

154. CT 扫描中常用的 FOV 是指：（　　）
A. 矩阵大小　　B. 兴趣区　　C. 灰阶标尺
D. 扫描野　　E. 激光胶片的分辨率

155. CT 扫描层厚的确定是通过改变 X 线束的：（　　）
A. 准直宽度　　B. 硬度　　C. 强度
D. 剂量　　E. 强弱

156. 决定 CT 机连续工作时间长短的关键指标是：（　　）
A. 磁盘容量　　B. 电源容量　　C. X 线管阳热容量
D. X 线管焦点　　E. 计算机性能

157. CT 成像设备即将发生的重大变化是：（　　）
A. 全身螺旋 CT　　B. 多排螺旋 CT　　C. 双排螺旋 CT
D. 平板探测器 CT　　E. 大孔径 CT

158. CT 扫描常见的伪影有：（　　）
A. 月牙状伪影　　B. 卷褶伪影　　C. 中心线伪影
D. 放射状伪影　　E. 以上全是

159. 与梯度磁场强度变化无关的因素有：（　　）
A. 层厚　　B. 扫描野　　C. 空间分辨率
D. 扫描时间　　E. 磁共振信号强度

160. 超导开放型 MRI 机优势的论述，错误的是：（　　）
A. 便于开展介入操作
B. 便于检查中观察病人
C. 便于儿童及不合作病人的检查
D. 能使幽闭恐惧病人顺利进行 MR 检查
E. 提供的固有磁场强度比常导型低

161. 组织磁化氢质子的取向是：（　　）
A. 杂乱无章　　B. 顺磁场及逆磁场　　C. 90°排列

D. 30°排列　　E. 顺磁场排列

162. 生物组织中 T_2 值约为：（　　）

A. 数千毫秒　　B. 数十毫秒　　C. 数百毫秒

D. 数万毫秒　　E. 数毫秒

163. 在 MR 成像装置中，共设计梯度磁场的数量有：（　　）

A. 1 种　　B. 2 种　　C. 3 种

D. 4 种　　E. 5 种

164. 在层面选择、频率编码、相位编码梯度磁场之间：（　　）

A. 层面选择与频率编码间可以互换，相位编码不行

B. 层面选择与相位编码间可以互换，相位编码不行

C. 频率编码与相位编码间可以互换，层面选择不行

D. 3 种梯度磁场间可以互换

E. 3 种梯度磁场间不可以互换

165. 旋进的质子处于哪种状态时才产生回波：（　　）

A. 相位离散　　B. 相位重聚　　C. 质子旋进

D. 质子静息　　E. 激励质子

166. SE 序列中 180°脉冲的作用是：（　　）

A. 使静磁化向量从 Z 轴转向 XY 平面上作旋进运动，随之失相

B. 使静磁化向量从 XY 平面转向 Z 轴，随之失相

C. 使静磁化向量从 X 轴转向 Y 轴，随之相位重聚

D. 使静磁化向量从 Y 轴转向 X 轴，随之相位重聚

E. 相位重聚

167. SE 序列中，质子密度加权像是选用：（　　）

A. 短 TR 短 TE 所获得的图像　　B. 短 TR 长 TE 所获得的图像

C. 长 TR 长 TE 所获得的图像　　D. 长 TR 短 TE 所获得的图像

E. 以上均不是

168. 在 IR 序列中，如果某一组织的 T_1 值接近反转时间，则该组织在图像上表现为：（　　）

A. 信号增强　　B. 信号较强　　C. 信号抑制

D. 中等信号　　E. 无信号

169. 短时反转恢复(STIR)序列常用于：（　　）

A. 呼吸控制　　B. 脂肪控制　　C. 心电控制

D. 抑制运动　　E. 水抑制

170. 在快速自旋回波(TSE)序列中：（　　）

A. 回波链越长，扫描时间越长　　B. 回波链越短，扫描时间越短

C. 回波链越长，扫描时间越短　　D. 回波链可以无限制地长
E. 扫描时间与回波链无关

171. 梯度回波(GRE)与自旋回波(SE)相比：（　　）
A. GRE 幅值较 SE 小，图像信噪比高
B. GRE 幅值较 SE 小，图像信噪比低
C. GRE 幅值较 SE 大，图像信噪比高
D. GRE 幅值较 SE 大，图像信噪比低
E. GRE 幅值较 SE 小，图像信噪比相同

172. 增加平均次数会导致：（　　）
A. 延长扫描时间，提高信噪比　　B. 延长扫描时间，降低信噪比
C. 缩短扫描时间，增加信噪比　　D. 缩短扫描时间，降低信噪比
E. 以上均不是

173. 为鉴别是否化学位移伪影可采用的方法是：（　　）
A. 变化频率编码方向　　B. 变化相位编码方向
C. 增大 FOV(视察视野)　　D. 减小层厚
E. 全矩阵采集

174. 不属于磁共振伪影的是：（　　）
A. 化学位移伪影　　B. 运动伪影　　C. 卷褶伪影
D. 截断伪影　　E. 放射状伪影

175. 为消除部分容积效应的影响可采用：（　　）
A. 变化频率编码方向　　B. 变化相位编码方向
C. 增大 FOV　　D. 减小层厚
E. 全矩阵采集

176. 常规诊断剂量的 Gd－DTPA，图像上所反映的主要为：（　　）
A. T_1 延长　　B. T_1 缩短　　C. T_2 延长
D. T_2 缩短　　E. 质子密度增加

177. 为使眼眶病变显示清楚，常在 T_1 和 T_2 加权扫描时，利用的技术是：（　　）
A. 呼吸门控技术　　B. 梯度运动相位重聚技术
C. 脂肪抑制技术　　D. 血流补偿技术
E. MRA 技术

178. 与空间分辨率无关的因素是：（　　）
A. 信噪比　　B. 矩阵　　C. FOV
D. 数据读取次数　　E. 磁场种类

179. 下列造影技术中，不属于 MR 水成像范畴的是：（　　）

A. MR 胰胆管造影　B. MR 尿路造影　C. MR 血管造影
D. MR 泪道造影　E. MR 腮腺管造影

180. 在颈椎 MR 成像中，预饱和技术常用于抑制：（　）
A. 吞咽运动伪影　B. 心搏伪影　C. 呼吸运动伪影
D. 化学位移伪影　E. 逆向流动液体信号

参考答案

一、名词解释

1. 射线对比度：射线本身是一束无信息的能源，当它透过人体时，射线被部分吸收和散射，高吸收区域透过的射线与低吸收区域透过的射线形成强度分布的差别，这种透过人体组织后形成的射线强度分布上的差异称为射线对比度。

2. 放大率：放大的影像比实际肢体增大的倍数叫放大率或称放大倍数。

3. 第一斜位：被检者身体右侧朝前倾斜贴暗盒面或立位摄影架面板，或者是摄影床的床面。左侧远离暗盒或床面，冠状面与暗盒面或床面倾斜一定角度。

4. 宽容度：是指连接特性曲线上指定两点密度所对应的曝光量范围。

5. 听眶线：外耳孔与眼眶下缘的连线，此线为解剖学上的颅骨基底线，或水平线。

6. 透光率：透过照片的光强度与入射光强度之比。

7. 增感率：在照片上取得相同的密度值 1.0 时，无屏与有屏所需要的曝光量之比值。

8. 平均斜率：连接胶片特性曲线上指定两点密度 D_1 和 D_2 的直线与横坐标夹角的正切值。

9. 栅比：是铅条高度与铅条间距之比。

10. 定影：就是将未感光的卤化银溶解掉的过程。

11. 时间减影：用作减影的两图像是在不同显影时期获得的。

12. 球管热容量：X 线管处于最大冷却率时，允许承受的最大热量。

13. 均匀度：主磁场的均匀性系指 B_0 随空间位置的改变而发生的大小变化。

14. 空间分辨率：是指图像中可辨认的邻接物体空间几何长度的最小极限，即对细微结构的分辨率。

15. CT 值：CT 影像中每个像素所对应的物质对 X 线线性平均衰减量大

小的表示。

16. 时间飞跃效应:是指流动的自旋流进静态组织区域而产生比静态组织高的 MR 信号。

17. 进动:原子自旋轴与主磁场的轴线有一小角度不完全平行,并围绕主磁场轴作较慢的旋转。

18. 纵向弛豫:通常将 Mz 的恢复称为纵向弛豫,是自旋—晶格弛豫的反映,因此又称其为 T_1 弛豫。

19. 螺距:定义为扫描时床进速度与扫描层厚之比值。

20. 像素:又称像元,指组成图像矩阵中的基本单元。

二、单项选择题

1. A	**2.** C	**3.** D	**4.** B	**5.** A	**6.** D	**7.** B	**8.** B
9. C	**10.** B	**11.** E	**12.** B	**13.** E	**14.** B	**15.** D	**16.** B
17. D	**18.** D	**19.** A	**20.** D	**21.** E	**22.** C	**23.** C	**24.** A
25. D	**26.** D	**27.** D	**28.** D	**29.** C	**30.** D	**31.** D	**32.** A
33. A	**34.** D	**35.** C	**36.** B	**37.** D	**38.** A	**39.** B	**40.** C
41. C	**42.** B	**43.** E	**44.** C	**45.** A	**46.** B	**47.** C	**48.** B
49. C	**50.** B	**51.** C	**52.** E	**53.** C	**54.** B	**55.** E	**56.** B
57. E	**58.** C	**59.** D	**60.** A	**61.** E	**62.** E	**63.** A	**64.** B
65. B	**66.** B	**67.** D	**68.** B	**69.** B	**70.** E	**71.** E	**72.** C
73. D	**74.** A	**75.** E	**76.** A	**77.** B	**78.** D	**79.** D	**80.** E
81. D	**82.** E	**83.** D	**84.** D	**85.** E	**86.** C	**87.** A	**88.** A
89. D	**90.** C	**91.** D	**92.** C	**93.** D	**94.** E	**95.** D	**96.** A
97. E	**98.** B	**99.** E	**100.** E	**101.** B	**102.** E	**103.** B	**104.** B
105. C	**106.** B	**107.** D	**108.** D	**109.** E	**110.** C	**111.** B	**112.** B
113. C	**114.** A	**115.** D	**116.** C	**117.** E	**118.** C	**119.** D	**120.** E
121. E	**122.** E	**123.** A	**124.** E	**125.** B	**126.** E	**127.** D	**128.** D
129. C	**130.** C	**131.** C	**132.** B	**133.** E	**134.** A	**135.** D	**136.** D
137. D	**138.** C	**139.** C	**140.** C	**141.** B	**142.** B	**143.** B	**144.** B
145. D	**146.** A	**147.** A	**148.** A	**149.** B	**150.** C	**151.** C	**152.** C
153. E	**154.** D	**155.** A	**156.** C	**157.** D	**158.** D	**159.** D	**160.** E
161. B	**162.** B	**163.** C	**164.** D	**165.** B	**166.** E	**167.** D	**168.** C
169. B	**170.** C	**171.** A	**172.** A	**173.** B	**174.** E	**175.** D	**176.** B
177. C	**178.** E	**179.** C	**180.** A				

第四篇　核医学

一、名词解释

1. 放射性核素示踪技术
2. 放射自显影技术
3. 放射性核素显像技术
4. 阴性显像
5. 阳性显像
6. 同位素
7. 同质异能素
8. 电子俘获
9. 衰变常数
10. 有效半衰期
11. 韧致辐射
12. 湮没辐射
13. 光电效应
14. 放射性活度
15. 吸收剂量
16. 脉冲幅度分析器
17. 交叉失联络现象
18. 心肌门控采集
19. 甲状腺热结节
20. 竞争性放射免疫分析(RIA)
21. 放射配基结合分析
22. 精密度
23. 确定性效应
24. 随机效应
25. 骨质疏松症

二、单项选择题

1. 关于核医学放射性核素的选择,下列说法错误的是:（　　）
   A. 诊断性用药的放射性核素要有比较短的半衰期
   B. 为减少电离辐射对人体的危害,显像常用的核素 γ 射线能量小于 100 keV 为好
   C. 治疗性用药目前多应用以发射 β 射线为主的核素
   D. 发射 α 射线类核素、俄歇电子类核素也可以用于核素治疗
   E. 治疗性用药的放射性核素要有比较长的半衰期
2. 关于射线特征的描述,正确的是:（　　）
   A. α 粒子由 2 个质子和电子组成
   B. β^- 粒子为单一能谱,带一负电荷
   C. β^+ 粒子能与物质作用产生湮没辐射
   D. γ 粒子不带电,质量数为 1
   E. α 粒子由于带 2 个正电荷,电离辐射作用大,外照射危害比 γ 射线大
3. 关于半衰期的描述,错误的是:（　　）

A. 物理半衰期是指放射性核素原子数减少一半的时间
B. 同一核素物理半衰期短于有效半衰期
C. 有效半衰期＝物理半衰期＋生物半衰期
D. 同一核素物理半衰期在体内与体外是相同的
E. 有效半衰期是放射性物质在物理衰变与生物代谢共同作用下减少一半的时间

4. 下列关于剂量单位的描述，错误的是：（　）
A. 放射性活度单位是居里和贝克
B. 照射量表示中等能量的 γ 或 X 射线照射物质的电离能力
C. 吸收剂量是表示物质吸收射线能量的物理量
D. 剂量当量表示各种射线被吸收后引起的生物学效应强弱的物理量
E. 1 mCi＝37 MBq

5. 闪烁探测器中闪烁体的作用是：（　）
A. 产生电子　B. 产生电脉冲　C. 产生荧光
D. 使入射 γ 光子数量增加　E. 以上均正确

6. 关于 γ 相机的工作原理，下列说法中错误的是：（　）
A. 增加晶体厚度可提高空间分辨率
B. 光电倍增管的数量增加可提高空间分辨率
C. 准直器选择性地让 γ 光子透过到达晶体
D. 脉冲幅度分析器显像时能选择 γ 光子的能量
E. 晶体厚度增加可提高探测灵敏度

7. ^{131}I－MIBG 显像的作用机制是：（　）
A. 代谢性陷入　B. 配体与受体结合　C. 化学吸附
D. 细胞的吞噬和胞饮作用　E. 特殊价态物质

8. 显像剂是通过微血管栓塞和拦截的显像方法是：（　）
A. 肺通气显像　B. 心血池显像　C. 肝胆显像
D. 肺灌注显像　E. 骨显像

9. 下列哪一个不是常用放射化学纯度的测定方法：（　）
A. 纸色谱法　B. 硅胶薄层色谱法
C. 聚丙烯酰胺薄层色谱法　D. 化学滴定分析

10. 关于^{99m}Tc 的化学性质，下列说法中错误的是：（　）
A. 锝是碘的副族元素
B. 锝的化学价仅为＋4 和＋7 价
C. ＋7 价的锝不能与螯合剂螯合
D. 锝在淋洗液中的化学式是$^{99m}TcO_4^-$

E. 用作显像剂是应还原成低价态

11. 关于钼锝发生器,下列说法中错误的是: ( )

A. 裂变型^{99}Mo－^{99m}Tc 发生器以 Al_2O_3为吸附柱

B. 凝胶型^{99}Mo－^{99m}Tc 发生器以 $ZrOMoO_4$为吸附柱

C. 凝胶型发生器淋洗后必须保持干柱

D. ^{99}Mo 的半衰期约 60 h

E. 裂变型发生器淋洗后必须保持干柱

12. 下列关于脑血流灌注显像剂特性的说法中,错误的是: ( )

A. 具有通过血脑屏障的能力

B. 其带有负电荷,因此能通过血脑屏障膜

C. 其具有脂溶性

D. 相对分子质量小

E. 具有确定的脑分布区域

13. 关于^{99m}Tc—ECD 脑血流显像,下列说法中错误的是: ( )

A. 为减少甲状腺、脑脉络丛、鼻黏膜吸收,受检前应常规使用复方碘溶液(碘化钾)

B. 病人应在安静状态下注射　　C. 给药剂量一般为 15～30 mCi

D. 常规进行断层显像　　E. 一般在给药 15～30min 后采集影像

14. 关于脑血流灌注显像的表现,下列说法中错误的是: ( )

A. 癫痫发作时病灶血流增加

B. 颅内出血局部血流增加

C. 急性脑梗死出现低血流灌注区

D. 老年痴呆症可见局部低血流灌注区

E. 精神性疾病也可见局部低血流灌注区

15. 脑显像脑灌注介入试验的目的是: ( )

A. 防止脑显像出现并发症　　B. 观察药物治疗效果

C. 同时进行药物治疗　　D. 提高对脑缺血的诊断阳性率

E. 以上均正确

16. 心肌灌注显像临床应用不符合实际情况的是: ( )

A. 冠心病的诊断、预后判断　　B. 血运重建术后的疗效评价

C. 心肌梗死的诊断　　D. 心肌炎的辅助诊断

E. 先天性心脏病的血流动力学研究

17. 关于心肌灌注显像方法不正确的是: ( )

A. ^{99m}Tc－MIBI 负荷显像和静息显像必要时可同日进行

B. 病人在负荷运动终止前 30 min 注射药物

C. 门控心肌显像是以 R 波为触发采集的信号

D. ^{201}Tl 心肌显像可以一次完成负荷、静息显像

E. 负荷试验后 1～2 天行静息显像

18. 常用心肌灌注负荷显像的药物不包括：（　　）

A. 双嘧达莫　B. 腺苷　C. 多巴酚丁胺

D. 乙酰唑胺　E. 前三项都对

19. 心肌灌注显像心肌缺血的表现可以是：（　　）

A. 心肌可逆性放射性稀疏或缺损

B. 门控心肌显像局部室壁运动下降

C. 心肌负荷显像心腔有扩大

D. 以上都是

E. 以上均正确

20. 心血池显像剂是：（　　）

A. ^{99m}Tc－MIBI　B. ^{201}Tl　C. ^{99m}Tc－HMPAO

D. ^{99m}Tc－RBC　E. ^{99m}Tc－MAA

21. ^{18}F—FDG 心肌代谢显像常用于：（　　）

A. 冠心病与心肌病的鉴别诊断　B. 瓣膜性心脏病的换瓣分析

C. 异位兴奋灶的定位诊断　D. 糖尿病心肌病的诊断

E. 冠心病选择治疗方案的依据

22. 关于肺灌注显像错误的是：（　　）

A. 显像时需弹丸注射以观察血流灌注

B. 一般采用多体位，必要时也可断层显像

C. ^{99m}Tc－MAA 是一过性嵌顿，肺毛细血管或肺小动脉重症患者应慎重检查

D. ^{99m}Tc－MAA 是一种蛋白颗粒

E. ^{99m}Tc－MAA 的直径大于肺毛细血管的直径

23. 关于肺栓塞的诊断，错误的是：（　　）

A. 肺灌注肺段性稀疏缺损，肺通气显像正常

B. 肺灌注肺通气必须同时异常

C. 肺栓塞可以通过肺动脉造影诊断

D. D—二聚体阴性一般来说肺栓塞可能性小

E. 肺灌注异常而肺通气正常

24. 关于 ^{131}I－OIH 放射性肾图原理，错误的是：（　　）

A. 需静脉注射药物　B. 通过肾小球滤过至肾小管腔

C. 肾小管上皮吸收分泌至肾小管腔

D. ^{99m}Tc-MAG3 具有类似性质也可以应用

E. 经肾盂、输尿管汇集于膀胱

25. 关于肾图分析，正确的是： ( )

A. 示踪剂出现段(a 段)其主要来自肾实质血流

B. 能反映肾血流灌注主要为 a 段

C. b 段上升斜率及高度反映肾小管上皮细胞摄取^{131}I—OIH 的速度和数量

D. 排泄段(c 段)下降速率仅与尿路通畅有关

E. 以上均正确

26. 关于异常肾图的临床意义，错误的说法是： ( )

A. 持续上升型(双侧)仅见于尿路梗阻

B. 低水平延长型表明肾功能受损明显

C. 阶梯下降型一般无明显肾功能受损

D. 一侧低水平递降型可提示肾功能严重受损或无功能

E. 抛物线型见于肾功能受损

27. 关于肾图半定量分析指标，错误的说法是： ( )

A. 观察双侧肾功能之差可用峰时差

B. 峰时 tb 指上升到曲线高峰的时间

C. 半排时间 $C_{1/2}$ 可以观察尿路梗阻时的肾功能

D. 肾脏指数正常>45%

E. 分浓缩率，观察尿路不畅时的肾功能

28. 关于肾动态显像的说法，错误的是： ( )

A. 肾动脉栓塞可见病肾不显影

B. 有助于尿路梗阻的定位

C. 注射时应采用快速注射

D. Captopril 试验能增强血管紧张素转换酶(ACE)的作用，使 GFR 或 ERPF 下降，提高肾性高血压检出率

E. 可用于移植肾的观察

29. 下列放射性药物不用于甲状腺显像的是： ( )

A. ^{131}I　　B. ^{123}I　　C. ^{201}Tl　　D. $^{99m}TcO_4^-$

30. 甲状腺显像可用于下列临床目的，除了： ( )

A. 甲状腺重量的测量　　B. 异位甲状腺的诊断

C. 甲状腺癌转移灶的诊断　　D. 甲状腺结节功能的判断

E. 甲状腺髓样癌转移灶的诊断

31. 甲状腺冷结节可见于下列情况，除了： ( )

A. 甲状腺癌　　B. 甲状腺炎　　C. 甲状腺自主功能腺瘤

D. 甲状腺囊肿　　E. 甲状腺腺瘤伴出血

32. Graves 病摄^{131}I 试验的典型特征为：（　）

A. 摄^{131}I 率增高，高峰提前　　B. 摄^{131}I 率增高，高峰延迟

C. 摄^{131}I 率降低，高峰提前　　D. 摄^{131}I 率降低，高峰延迟

E. 摄^{131}I 率正常

33. 下列因素中可致摄碘率增高的是：（　）

A. 食用海带　　B. 服用胺碘酮　　C. 生长发育期

D. 甲状腺炎毒性期　　E. 服用甲状腺素

34. 肾上腺髓质显像剂为：（　）

A. ^{131}I－胆固醇　　B. ^{131}I－MIBG　　C. ^{131}I－OIH

D. ^{131}I－NaI　　E. ^{131}I－TNT

35. 关于甲状旁腺显像，下列说法中错误的是：（　）

A. 甲状腺和甲状旁腺都吸收^{201}Tl 和^{99m}Tc－MIBI

B. 甲状旁腺不吸收^{131}I

C. 甲状旁腺清除^{99m}Tc－MIBI 比甲状腺快

D. 正常被检查者甲状旁腺不显影

E. 甲状旁腺不吸收$^{99m}TcO_4^-$

36. 甲状腺癌全切除术后，下列指标中可提示转移灶存在可能的是：（　）

A. 甲状腺结合球蛋白升高　　B. 血 TSH 升高

C. 血 T_3、T_4 升高　　D. 血 CEA 升高

E. 血甲状腺球蛋白升高

37. 关于^{99m}Tc－MDP 骨显像，显像剂被脏器或组织摄取的机理是：（　）

A. 化学吸附　　B. 细胞吞噬　　C. 通透弥散

D. 选择性浓聚　　E. 选择性排泄

38. 关于骨显像检查骨病变最主要的优点，下列选项中最正确的是：（　）

A. 特异性高　　B. 准确性高　　C. 灵敏度高

D. 假阳性率低　　E. 假阴性率低

39. 有关骨显像的适应证，下列情况中不属于这个范围的是：（　）

A. 不明原因的骨痛　　B. 前列腺癌，PSA＞10 μg/L

C. 临床可疑骨折，X 线阴性　　D. 类风湿性关节炎非活动期

E. 代谢性骨病

40. 骨显像中异常放射性增高区，下列说法正确的是：（　）

A. 仅见于骨肿瘤　　B. 仅见于骨外伤

C. 仅见于骨炎症　　D. 可见于骨肿瘤、炎症、外伤

E. 不见于骨肿瘤、炎症、外伤

41. 骨肿瘤可出现放射性缺损区的疾病，下列说法错误的是：（ ）
A. 骨转移病　B. Legg－perthes 病　C. 骨梗死
D. 骨髓炎　E. Paget 病

42. 下列选项不是骨显像对骨转移性病变诊断优点的是：（ ）
A. 灵敏度高　B. 可显示全身骨病灶
C. 提供放射性核素治疗的依据　D. 特异性高
E. 属无创检查

43. 骨显像用于原发性骨肿瘤主要是：（ ）
A. 良恶性鉴别　B. 定性诊断
C. 排除炎症性骨病变　D. 排除外伤性骨病变
E. 发现多发病灶和转移性病灶

44. 下列哪种显像检查不能服用过氯酸钾：（ ）
A. 肝胆动态显像　B. 胃肠道出血显像　C. 异位胃黏膜显像
D. 肝血池显像　E. 脾显像

45. 异位胃黏膜显像其显像剂是：（ ）
A. ^{99m}Tc－胶体　B. ^{99m}Tc－RBC　C. ^{99m}Tc－IDA
D. ^{99m}Tc－DTPA　E. $^{99m}TcO_4^-$

46. 肝脏血管瘤的血液供应，主要来自：（ ）
A. 肝动脉　B. 肝静脉　C. 肝小叶中央静脉
D. 门静脉　E. 肠系膜上静脉

47. 肝血管瘤肝血池静态显像的典型表现为血管瘤病变处放射性较周围肝组织：（ ）
A. 增高　B. 相似　C. 稍低
D. 减低　E. 明显减低

48. 消化道出血显像正确的说法是：（ ）
A. 显像剂必须采用^{99m}Tc 标记的红细胞
B. 腹部异常放射浓聚位置固定无移动
C. 消化道出血经常是间歇的，检查时需要多时相摄片
D. 本检查仅适用于成年人
E. 出血部位局灶性浓聚并可移动

49. 静脉注射肝胆显像剂后可被肝内何种细胞摄取：（ ）
A. 肝巨噬细胞　B. 胆管细胞　C. 血管上皮细胞
D. 肝细胞　E. 转移性肝癌细胞

50. 肝胶体显像剂静脉注射后由肝内何种细胞摄取或吞噬而显影：（ ）
A. 肝细胞　B. 枯否(Kupffer)细胞

C. 胆管上皮细胞　D. 血管上皮细胞
E. 转移性肝癌细胞

51. 关于消化道反流显像剂，错误的是：（　）
A. 锝标记植酸钠　B. 锝标记硫胶体
C. 锝标记 DTPA　D. 高锝酸盐

52. 急性活动性消化道出血，进行出血灶定位显像的显像剂最好用：（　）
A. ^{99m}Tc-RBC　B. ^{99m}Tc-硫胶体　C. ^{99m}Tc-PMT
D. ^{99m}Tc-EHIDA　E. $^{99m}TcO_4^-$

53. ^{131}I 治疗甲状腺疾病时，主要利用其发射的：（　）
A. X 射线　B. α 射线　C. β 射线
D. γ 射线　E. 俄歇电子

54. 门诊治疗时放射性活度应小于：（　）
A. 5 mCi　B. 10 mCi　C. 20 mCi
D. 25 mCi　E. 30 mCi

55. 下列药物中，一般不用于转移性骨肿瘤治疗的是：（　）
A. $^{89}SrCl_2$　B. ^{153}Sm-EDTMP　C. ^{188}Re-HEDP
D. ^{186}Re-HEDP　E. ^{131}I-IC

56. 下列选项为放射性核素治疗转移性骨肿瘤适应证的是：（　）
A. 细胞毒素治疗后 2 周　B. WBC$<$3.5 g/L，PLT$>$80 g/L
C. 骨显像见多处放射性浓聚　D. X 线片未见骨折
E. 骨显像仅见溶骨性冷区

57. 下列一般不能作为肿瘤显像剂的是：（　）
A. ^{99m}Tc—MIBI　B. $^{99m}Tc(v)$—DMSA　C. ^{67}Ga
D. ^{99m}Tc—DTPA　E. ^{99m}Tc—GH

58. 关于 FDG 肿瘤显像下列做法不妥的是：（　）
A. 注射前后病人处于安静状态
B. 显像前排空小便有利于腹部显像
C. 禁食 6 h 左右，检查前查血糖，如低于正常，适量补充葡萄糖，使血糖正常
D. 空腹血糖升高者必要时可使用胰岛素控制血糖

59. 关于 FDG 肿瘤显像适应证，下列说法不全面的是：（　）
A. 准确提供肿瘤位置、大小　B. 良恶性病变的鉴别
C. 恶性肿瘤的分期　D. 肿瘤治疗后的疗效
E. 鉴别肿瘤复发

60. 下列说法正确的是：（　）

A. ^{18}FDG 与葡萄糖具有完全相同的性质
B. ^{18}FDG 能够在己糖激酶作用下转化为 6-磷酸-^{18}FDG
C. ^{18}FDG 的吸收与血糖水平无关
D. ^{18}FDG 不被炎症病灶吸收

61. 常用治疗骨质疏松的药不包括：（　）
A. 钙剂　B. 维生素 D_3　C. 雌激素类
D. 维生素 A　E. 二磷酸盐类

62. 关于骨质疏松诊断方法，以下方法中最为准确和常用的是：（　）
A. 单光子骨密度测量法　B. 双能 X 线骨密度测量法
C. 定量 CT　D. 定量超声
E. X 线摄片

63. 由某些疾病或药物引起的骨质疏松属于：（　）
A. 原发性骨质疏松　B. 绝经后骨质疏松
C. 老年性骨质疏松　D. 继发性骨质疏松
E. 特发性骨质疏松

64. 不属于放射免疫分析固相分离方法的是：（　）
A. 活性炭吸附法　B. 塑料类试管　C. 微球固相法
D. 纤维素固相法　E. 磁颗粒固相法

65. 描述标记免疫分析方法测量值与真实值的符合程度指标是：（　）
A. 灵敏度　B. 精密度　C. 准确度
D. 特异性　E. 符合率

66. 一患者心悸、心慌、食欲亢进、易怒，核医学检查结果：TSH 低于正常，T_3、T_4高于正常，摄碘率明显下降，ECT“冷”结节，B 超：左甲状腺有 1.0 cm 结节，体检结节有压痛。最合适的诊断是：（　）
A. 原发性甲亢伴甲状腺腺瘤　B. 功能自主性腺瘤伴甲亢
C. 甲状腺癌伴甲亢　D. 桥本甲状腺炎
E. 亚急性甲状腺炎病

67. 肝胆动态显像剂不包括：（　）
A. ^{99m}Tc-HIDA　B. ^{99m}Tc-PMT
C. ^{99m}Tc-EHIDA　D. ^{99m}Tc-甲溴菲宁
E. ^{99m}Tc-植酸钠

68. 已知一核素半衰期为 2 天，剂量为 8 mCi，请问 8 天后为：（　）
A. 2 mCi　B. 0.5 mCi　C. 1 mCi
D. 0 mCi　E. 1.5 mCi

69. 关于放射防护的目的与原则，说法错误的是：（　）

A. 防止有害的确定性效应　　B. 限制非随机性效应
C. 个人剂量的限制　　D. 实践的正当化
E. 放射防护的最优化

70. 下列骨密度检查方法中能同时评价骨结构的方法是：（　　）
A. X线平片　　B. 单光子骨密度测定法
C. 双能X线骨密度测定法　　D. 定量CT
E. 定量超声

71. 关于甲状腺癌术后^{131}I去除甲状腺组织的治疗准备方法中，错误的是：（　　）
A. 停用甲状腺素片4～6周
B. 停用甲状腺素片，服T_3 3周后再停所有药4～6周
C. 忌碘4周
D. 常规甲状腺素功能等测定
E. 还要进行常规血、生化检查

72. 甲状腺癌^{131}I治疗后甲状腺激素替代治疗需达到的要求是：（　　）
A. 使血清T_3、T_4正常
B. 甲状腺球蛋白正常
C. 甲状腺结合球蛋白正常
D. 血清TSH水平正常低限或略低于正常水平
E. 以上都正确

73. SPECT的性能测试不包括：（　　）
A. 均匀性校正　　B. 旋转中心校正
C. 断层均匀性测试　　D. 图像处理软件测试
E. 多探头的匹配

74. 一患者突发抽搐跌倒，口吐白沫，数分钟后缓解，送医院核素脑灌注显像提示右颞叶局部放射性摄取增加。合适的诊断可能是：（　　）
A. 脑出血　　B. 颅脑损伤　　C. 癫痫发作期
D. 精神分裂症发作　　E. 癫痫发作间期

75. 一患者核素心肌灌注显像提示前壁固定性放射性缺损，FDG心肌代谢显像前壁摄取基本正常。比较合适的诊断是：（　　）
A. 前壁心肌梗死
B. 前壁心肌缺血
C. 前壁心肌梗死
D. 前壁心肌明显缺血伴“冬眠”心肌
E. 前壁心肌明显缺血伴“顿抑”心肌

参考答案

一、名词解释

1. 放射性核素示踪技术：是以放射性核素或标记化合物为示踪剂，应用射线探测仪器探测其行踪，达到研究示踪剂在生物体系或外界环境中分布及运动规律的技术。

2. 放射自显影技术：利用射线能使感光材料感光的原理，探测放射性核素或其标记物在生物组织中分布状态的一种显影技术。包括宏观自显影、微观自显影、电子显微镜自显影等。

3. 放射性核素显像技术：通过显示放射性药物在体内吸收、代谢、浓聚、排泄过程及分布的影像，从而判断机体组织的功能状态及病理变化。

4. 阴性显像：正常部位能摄取放射性药物，病变部位失去相应功能表现为放射性稀疏或缺损。

5. 阳性显像：病灶部位放射性摄取高于正常组织的显像。

6. 同位素：质子数相同中子数不同的元素互为同位素，具有相同的化学性质和生物性质。

7. 同质异能素：质子数和中子数都相同但核的能量状态不同的核素。

8. 电子俘获：原子核中质子从核外取得电子变为中子，由于外层电子与内层能量差，形成的新核素不稳定，多余能量使电子脱离轨道产生俄歇电子，或发射特征性X线。

9. 衰变常数λ：单位时间原子核发生衰变的几率。

10. 有效半衰期：放射性物质在生物体内由于物理衰变和生物代谢共同作用下减少一半的时间。

11. 韧致辐射：β^-粒子与物质作用，部分能量变为X射线，发生率与受作用的物质原子序数成正比。

12. 湮没辐射：β^+正电子与物质的电子结合，电荷消失，两电子质量转化为两个能量相等各为511 keV但方向相反的γ光子。

13. 光电效应：光子把能量全部传给轨道电子，发射成为光电子。

14. 放射性活度：单位时间内发生衰变的原子核数。

15. 吸收剂量：其表示物质吸收射线能量的物理量，含义是单位质量物质吸收的平均能量，吸收剂量的单位是戈瑞(Gray，Gy)，旧单位是拉德(rad)。

16. 脉冲幅度分析器：脉冲幅度分析器有上下两个电压测定阈值，宽度称为道宽或窗宽。只有当输入脉冲的幅度在窗的范围内时，脉冲幅度分析器才输出幅度恒定的脉冲给后级电路。脉冲幅度鉴别器的作用是鉴别射线能量是否高于预定值。

17. 交叉失联络现象：当一侧大脑半球存在局限性放射性分布降低或缺损时，对侧小脑或大脑放射性分布减低，称为交叉失联络。交叉失联络现象多见于慢性脑血管疾病。

18. 心肌门控采集：以自身心电图R波为信号触发采集心动周期心肌灌注的系列图像。

19. 甲状腺热结节：结节部位放射性高于周围正常甲状腺组织，多见于功能自主性腺瘤及结节性甲状腺肿的高功能结节。

20. 竞争性放射免疫分析(RIA)：放射免疫分析是基于放射性标记的抗原和非标记待测抗原同时与限量的特异抗体进行竞争结合反应，通过分离未结合的标记抗原，测定标记抗原与抗体复合物放射性活度信号，经相应的数学函数关系推算待测抗原的含量。

21. 放射配基结合分析：用放射性核素标记配基与相应的受体进行特异结合，测定复合物的放射性活度，从而对受体进行定性和定量。

22. 精密度：是评估随机误差的一种指标，即在同一测定方法和同一条件下，对检测样品进行多次重复测定，所得值的一致性。

23. 确定性效应：指辐射损伤的严重程度与所受剂量呈正相关，有明显的阈值，剂量未超过阈值不会发生有害效应。

24. 随机效应：是辐射效应发生的几率与剂量相关的效应，不存在具体的阈值。

25. 骨质疏松症：骨矿物质和骨基质随着年龄的增加等比例减少，骨组织的微细结构发生改变，使骨组织的正常荷载功能下降，骨折危险性明显增加的全身性疾病。

二、单项选择题

1. B **2.** C **3.** C **4.** B **5.** C **6.** A **7.** B **8.** D
9. D **10.** B **11.** C **12.** B **13.** A **14.** B **15.** D **16.** E
17. B **18.** D **19.** D **20.** D **21.** E **22.** A **23.** B **24.** B
25. C **26.** A **27.** C **28.** D **29.** C **30.** E **31.** C **32.** A
33. C **34.** B **35.** C **36.** E **37.** A **38.** C **39.** D **40.** D
41. E **42.** D **43.** E **44.** C **45.** E **46.** D **47.** A **48.** C
49. D **50.** B **51.** D **52.** B **53.** C **54.** E **55.** E **56.** C
57. D **58.** C **59.** A **60.** B **61.** D **62.** B **63.** D **64.** A
65. C **66.** E **67.** E **68.** B **69.** B **70.** E **71.** B **72.** D
73. D **74.** C **75.** D

第五篇　超声诊断

一、名词解释

1. 超声医学
2. 声波
3. 超声波
4. 频率(f)
5. 波长(λ)
6. 声速(c)
7. 声阻抗
8. 反射、透射与折射
9. 散射
10. 衍射
11. 吸收与衰减
12. 换能器
13. 正压电效应
14. 逆压电效应
15. 近场
16. 远场
17. 显现力
18. 分辨力
19. 纵深分辨力
20. 横向分辨力
21. 无回声
22. 等回声
23. 低回声
24. 高回声
25. 点状回声
26. 片状强回声
27. 团状强回声
28. 带状强回声
29. 环状强回声
30. 透声
31. 声影
32. 靶环征
33. 牛眼征
34. 平行管征
35. 彗星征
36. 假肾征
37. 声晕
38. 卫星征
39. 镶嵌征
40. 心底波群
41. 二尖瓣波群
42. 心室波群
43. 三尖瓣波群
44. 肺动脉瓣波群
45. 多普勒效应
46. 彩色多普勒
47. 频谱多普勒
48. 脉冲重复频率
49. 声像图伪像
50. 混响伪像
51. 振铃伪像
52. 切面厚度伪像
53. 旁瓣伪像
54. 折射声影
55. 后方回声增强
56. 声影
57. 镜面伪像
58. “窗口”

59. 白瞳孔
60. “挖空”现象
61. 心动周期
62. 心指数
63. 射血分数
64. 前负荷
65. 后负荷
66. “键盘征”(“鱼刺征”)
67. “WES”征
68. 妊娠囊
69. 亮度调节
70. 对比度调节
71. 深度增益补偿(DGC)调节
72. 动态范围调节
73. 声束聚焦功能调节
74. 间接法
75. 连续滑行扫查法
76. 扇形扫查法
77. 十字交叉法
78. 追踪扫查法
79. 对比扫查法
80. 加压法
81. 磁性试验(眼科检查)
82. 运动试验(眼科检查)
83. 压缩试验(眼科检查)
84. 介入性超声

二、单项选择题

(一) 超声物理基础

1. 超声波是人耳听不到的声波,其频率大于: ( )
A. 1 000 Hz　B. 2 000 Hz　C. 20 kHz
D. 2 MHz　E. 10 kHz
2. 超声波可以纵波、横波、表面波等波型传播,在超声诊断中主要应用的是: ( )
A. 横波　B. 表面波　C. 纵波
D. 球面波　E. 以上均不是
3. 声波的周期为: ( )
A. 不能探测到的时间　B. 取决于多种因素　C. 一个波长的时间
D. 与频率无关　E. 以上均不是
4. 若频率增大,波长将: ( )
A. 减少　B. 增大　C. 增加 10 倍
D. 不变　E. 以上均不是
5. 下列情况下可获得最大的多普勒频移的是: ( )
A. 当声束以锐角入射血管上时　B. 当声束以垂直方向入射血管上时
C. 当声束与血管平行时　D. 声束的角度对多普勒无影响
E. 以上均不是
6. 当介质的运动平行于声波的传播方向时发射波称为: ( )
A. 纵波　B. 切变波　C. 表面波

D. 兰姆波　　E. 以上均不是

7. 人体软组织中的声速接近：　　(　　)

A. 3 600 m/s　　B. 1 540 m/s　　C. 1 860 m/s

D. 1 450 m/s　　E. 2 000 m/s

8. 血液中的声速大约是：　　(　　)

A. 330 m/s　　B. 1 000 m/s　　C. 1 570 m/s

D. 5 000 m/s　　E. 8 000 m/s

9. 空气中的声速大约是：　　(　　)

A. 300 m/s　　B. 1 500 m/s　　C. 1 570 m/s

D. 5 000 m/s　　E. 8 000 m/s

10. 当超声波通过弹性媒质时，其声能量损失称为：　　(　　)

A. 反射　　B. 衰减　　C. 吸收

D. 散射　　E. 折射

11. 可闻声的声波频率范围是：　　(　　)

A. 1～20 Hz　　B. 5～20 Hz　　C. 5 Hz～5 kHz

D. 20 Hz～20 kHz　　E. 1～15 Hz

12. 超声多普勒技术可用来检查：　　(　　)

① 血流状态；② 血流速度；③ 血流方向；④ 脏器的结构

A. ①②③　　B. ①③　　C. ②④

D. ④　　E. ①②③④

13. A 型超声提供的信息是：　　(　　)

A. 振幅　　B. 深度与厚度　　C. 时间和振幅

D. 振幅和运动　　E. 衰减

14. 声束能量的丧失是由于反射和吸收等原因，这称为：　　(　　)

A. 吸收　　B. 反射　　C. 松弛

D. 衰减　　E. 转换

15. 低频探头的特点是：　　(　　)

A. 波长长和穿透力较大　　B. 波长短和穿透力较大

C. 波长短和穿透力较弱　　D. 波长长和穿透力较弱

E. 较差的分辨力和较差的穿透力

16. 下列组织中对传入的超声衰减最小的是：　　(　　)

A. 肌肉　　B. 脂肪　　C. 骨骼

D. 血液　　E. 气体

17. 反射回声的强度取决于：　　(　　)

① 界面两边声阻抗差；② 声速的衰减程度；③ 入射声束与界面的角度；

④ 声束传播距离

A. ①②③ B. ①③ C. ②④

D. ④ E. ①②③④

18. 超声换能器可以： ( )

A. 变机械能为声能 B. 电能与机械能互变

C. 变热能为声能 D. 变任意能为电能

E. 变电能为热能

19. 造成混响伪像的主要因素是： ( )

A. 电噪声 B. TGC 设置不当 C. 入射角过小

D. 存在两个或多个强反射界面 E. 声束剖面过大

20. 声束穿过界面时方向发生改变，称为： ( )

A. 入射角度 B. 折射 C. 正常反射

D. 后散射 E. 衰减

21. 由于反射体的运动使反射回来的声波频率发生改变，这称为： ( )

A. 入射角度 B. Doppler 效应 C. 传播

D. 自然反射 E. 混响

22. 发生镜面反射的条件是： ( )

A. 频率大于波长 B. 引超反射的物体较小

C. 反射面远大于声波波长 D. 入射角与反射角之差大于 45°

E. 反射面不规则

23. 超声波生物效应主要指： ( )

A. 振动和传输热效应 B. 吸收和反射

C. 机械效应、热效应和空化效应 D. 散射与非线性效应

E. 多普勒效应

24. 声速(c)、波长(λ)、频率(f)的正确关系是： ( )

A. $c=f\lambda$ B. $c=f/\lambda$ C. $c=\lambda/f$

D. $c=f+\lambda$ E. $c=f-\lambda$

25. 超声换能器(探头)的作用是： ( )

A. 发射超声波 B. 接收超声波 C. 发射和接收超声波

D. 放大超声波 E. 滤过超声波

26. 彩色多普勒血流显像中的彩色镶嵌表示： ( )

A. 层流 B. 湍流 C. 迎向探头的血流

D. 离开探头的血流 E. 以上都不是

27. 在脉冲多普勒系统中可检测出的最高频移只能是脉冲重复率的： ( )

A. 1/2 B. 1/3 C. 1/6

D. 1/8　　E. 1/16

28. 关于彩色多普勒血流显像的概念，下列选项中错误的是：（　　）

A. 彩色血流图像叠加在二维解剖结构图像上

B. 红色代表迎向探头的血流，蓝色代表背离探头的血流，彩色镶嵌代表湍流

C. 颜色亮度表示血流速度，速度越快，亮度越亮，否则越暗

D. 当血流速度超过尼奎斯特极限时发生彩色混叠

E. 红色表示动脉血，蓝色表示静脉血

29. 产生彗尾征的原因是：（　　）

A. 多次内部混响　　B. 旁瓣伪像　　C. 镜面伪像

D. 棱镜伪像　　E. 声束失真

30. 多普勒能量图的主要特点有：（　　）

A. 显示的信号不受探测角度的影响　　B. 可显示平均速度极低的灌注区

C. 能显示低流量、低速度的血流　　D. 不受现象的影响

E. 以上均是

31. 诊断用超声频率一般为：（　　）

A. 2.5～5.0MHz　　B. 2.5～7.5MHz　　C. 1.0～10.0MHz

D. 5.0～10.0MHz　　E. 5.0～7.5MHz

32. 下列有关多普勒频移的描述，正确的是：（　　）

A. 与反射体的速度成正比　　B. 在脉冲多普勒系统中较大

C. 在声强极高时较大　　D. 取决于所用探头阵元数

E. 连续多普勒最大

33. 下列有关软组织中的声衰减量的描述，正确的是：（　　）

A. 随软组织厚度而增加

B. 由 TCG 曲线的范围决定

C. 随着波长减小而增大

D. 使用数字转换扫描器时无关紧要

E. 与频率无关

34. 下列方法中，可以得到较大的近场区是：（　　）

A. 使用高频探头　　B. 在探头上加一个凸透镜

C. 减少探头直径　　D. 增大阻尼

E. 使扫描速度增加

35. 下面组织中，对声传播阻碍最小的是：（　　）

A. 肌肉　　B. 脂肪　　C. 肝

D. 血液　　E. 脾

（二）心脏

1. 诊断先天性心脏病首选的技术是： （ ）
A. 心电图 B. 超声心动图 C. X线胸片
D. 磁共振 E. CT

2. 在二维超声扫查时，连枷样二尖瓣尖端在____期，指向____： （ ）
A. 收缩；左室 B. 收缩；左房 C. 舒张；右室
D. 舒张；右房 E. 以上均是

3. 肺动脉瓣关闭不全的常见原因是： （ ）
A. 风湿热 B. 肺动脉瓣狭窄 C. 肺动脉高压
D. 肺动脉栓塞 E. 冠心病

4. 主动脉瓣在M型超声心动图上的形态是： （ ）
A. W形 B. M形 C. 钻石形
D. 六角盒形 E. 戒指样

5. M型超声心动图中，二尖瓣最早完全关闭点是： （ ）
A. C点 B. D点 C. E点
D. F点 E. B点

6. 等容收缩期的定义是： （ ）
A. 心房去极化期 B. 二尖瓣关闭到主动脉瓣开放间期
C. 二尖瓣叶开放的第一个峰 D. 心室快速充盈早期
E. 心室舒张晚期

7. 等容舒张期的定义是： （ ）
A. 主动脉瓣关闭到二尖瓣开放间期 B. 心室快速充盈早期
C. 心室舒张晚期 D. 二尖瓣关闭到主动脉瓣开放间期
E. 二尖瓣M形曲线的CD段

8. 正常成人室间隔厚度与左室后壁厚度的关系是： （ ）
A. 大致相等 B. 前者大于后者 C. 前者小于后者
D. 无一定关系 E. 前者是后者的2倍

9. 室间隔缺损杂音的听诊位置是： （ ）
A. 胸骨左缘第2、3肋间 B. 胸骨右缘第2、3肋间
C. 胸骨左缘第3、4肋间 D. 胸骨右缘第3、4肋间
E. 心尖部

10. 房间隔缺损的血流动力学改变正确的是： （ ）
A. 左心容量负荷加重 B. 右心容量负荷加重
C. 肺动脉收缩压降低 D. 右心压力负荷过重
E. 左心压力负荷过重

11. 心尖四腔观常显示正常房间隔回声失落，这是因为：（　　）
A. 房间隔与声束平行　B. 房间隔与声束垂直
C. 超声仪器的分辨力不够　D. 卵圆孔房间隔菲薄并与声束平行
E. 以上都有可能

12. 能显示动脉导管未闭直接征象的二维观是：（　　）
① 主动脉根部短轴观；② 心尖四腔观；③ 胸骨上凹降主动脉长轴观；④ 胸骨旁左室长轴观
A. ①②③　B. ①③　C. ②④
D. ④　E. ①②③④

13. 左右心室识别的根据是：（　　）
A. 房室瓣数目和开放的形态　B. 房室瓣的位置
C. 心室内膜面粗糙或光滑　D. 乳头肌数目
E. 以上都是

14. 左右心房的识别可根据：（　　）
A. 与肺静脉的连接　B. 与腔静脉的连接　C. 与肝脏的关系
D. 声学造影　E. 以上都是

15. 夹层动脉瘤最有特征的声像图是：（　　）
A. 双腔征　B. 血栓　C. 狭窄的腔
D. 内膜瓣　E. 动脉壁溃疡形成

16. 二维超声心动图诊断二尖瓣狭窄的主要依据是：（　　）
A. 瓣口开放面积变小　B. 瓣叶增厚　C. 腱索粗大
D. 瓣膜活动受限　E. 左房明显增大

17. 估测二尖瓣瓣口面积最常用、最可靠的方法为：（　　）
A. 二维测量瓣口面积法　B. 跨瓣压差测量法
C. 频谱多普勒连续方程法　D. 近端等速表面积法(PISA)
E. 二尖瓣口压力减半时间法

18. 心内血栓形成最常见的部位是：（　　）
A. 左心耳　B. 右心耳　C. 左心室
D. 右心室　E. 肺动脉

19. 风湿性心脏病最常累及的瓣膜是：（　　）
A. 二尖瓣　B. 三尖瓣　C. 肺动脉瓣
D. 主动脉瓣　E. 二尖瓣和肺动脉瓣

20. 超声诊断二尖瓣脱垂的标准是：（　　）
A. 左室长轴观和心尖四腔观见二尖瓣瓣体凸向左房，跨越二尖瓣环＞2 mm

B. 二尖瓣有皱褶　　C. CDFI示二尖瓣重度反流
D. 二尖瓣呈连枷样　　E. 无标准

21. 正常成人二尖瓣口面积为：（　）
A. 1～2 cm^2　　B. 2～4 cm^2　　C. 4～6 cm^2
D. 6～8 cm^2　　E. 2～3 cm^2

22. 引起主动脉瓣关闭不全最常见的病因是：（　）
A. 风湿性心脏病　　B. 主动脉窦瘤　　C. 马方综合征
D. 升主动脉粥样硬化　　E. 主动脉瓣脱垂

23. 二尖瓣狭窄M型超声的特征性表现是：（　）
A. 左房后壁活动曲线上的“C”形凹消失
B. CD段出现一个收缩期向前的异常运动
C. 尖瓣前叶曲线舒张期有高速颤动
D. 二尖瓣前叶呈城墙样改变，后叶与前叶呈同向运动
E. 左房增大

24. 高血压心脏病的二维声像图特征是：（　）
A. 双房增大　　B. 室间隔和(或)左室后壁增厚
C. 主动脉瓣增厚，开放幅度增大　　D. 右室明显增大
E. 左房室瓣增厚

25. 某患者心肌梗死6个月，出现严重心绞痛，血压140/90 mmHg，心电图示ST段持续抬高，X线透视可见心脏有反常搏动，超声心动图可能表现为：（　）
A. 腔见大量液性暗区
B. 室间隔回声中断，CDFI见该处有左向右分流
C. 二尖瓣前叶呈连枷样运动
D. 左房极度增大
E. 梗死区心肌变薄，呈灯泡样向外膨出，与正常心肌有一交界点，心动周期中呈矛盾运动

26. 直接引起左心后负荷加重的瓣膜病变为：（　）
A. 二尖瓣狭窄　　B. 主动脉瓣关闭不全　　C. 主动脉瓣狭窄
D. 二尖瓣关闭不全　　E. 以上都不是

27. “荡击征”是下列何种疾病的超声表现：（　）
A. 大量心包积液　　B. 少量心包积液
C. 心包钙化　　D. 心包囊肿

28. 心脏摇摆征见于：（　）
A. 法洛四联征　　B. 二尖瓣脱垂　　C. 左室流出道梗阻
D. 心包积液　　E. 缩窄性心包炎

29. 二尖瓣前叶细颤可见于：（　　）
A. 二尖瓣关闭不全　B. 主动脉瓣关闭不全　C. 三尖瓣关闭不全
D. 二尖瓣脱垂　E. 左室内径增大

30. 房间隔缺损超声心动图的特征是：（　　）
A. 右室内径小　B. 室间隔矛盾运动　C. 房间隔回声失落
D. 左房内径增大　E. 左室内径增大

31. 川崎病的特征性超声征象为：（　　）
A. 左房增大　B. 左室增大　C. 冠状动脉呈瘤样扩张
D. 心包积液　E. 二尖瓣反流

32. 室间隔异常运动和右室增大，是下列哪项的特征：（　　）
A. 右心衰竭　B. 左室压力负荷过重　C. 右室容量负荷过重
D. 右室压力负荷过重　E. 左室容量负荷过重

33. 心肌梗死后室壁瘤常发生在：（　　）
A. 左房　B. 室间隔　C. 心尖部
D. 右室　E. 左室底部

34. 心房纤颤在 M 型超声心动图上可出现：（　　）
A. E 峰消失　B. E 峰和 A 峰呈现不清
C. E 峰和 A 峰较正常人容易显示　D. A 峰消失
E. 以上都不是

35. 黏液瘤好发于：（　　）
A. 左房　B. 右房　C. 左室
D. 右室外　E. 右室流出道

36. 法洛四联征最具特征性的超声征象是：（　　）
A. 室间隔运动障碍
B. 左室后壁运动减弱
C. 主动脉瓣收缩期呈渐进性关闭
D. 主动脉前壁与室间隔连续性中断，主动脉骑跨与室间隔
E. 房间隔回声失落

37. 评价左室收缩功能的效率性指标是：（　　）
A. 每搏输出量　B. 射血分数
C. 左室短轴缩短率　D. 左室周径纤维平均缩短速度
E. 室壁收缩期增厚率

38. 最常见的心脏肿瘤是：（　　）
A. 横纹肌肉瘤　B. 心房黏液瘤　C. 纤维瘤
D. 错构瘤　E. 间皮瘤

39. 奇脉最常见于： （ ）
A. 缩窄性心包炎　B. 动脉导管未闭　C. 室缺
D. 房缺　E. 二尖瓣狭窄

40. 大血管畸形包括： （ ）
① 法洛四联征；② 永存动脉干；③ 大动脉转位；④ 右室双出口
A. ①+②+③+④　B. ①+②+②　C. ①
D. ①+②　E. ②

（三）肝

1. 肝静脉出肝后汇入： （ ）
A. 下腔静脉　B. 胃冠状静脉　C. 上腔静脉
D. 奇静脉　E. 右肾静脉

2. 肝脏超声"米老鼠征"的解剖基础是： （ ）
A. 肝外胆管、门静脉与肝动脉在肝门附近横断面的图像
B. 胆囊管、肝静脉与门静脉在肝门附近横断面的图像
C. 肝总管、肝静脉与门静脉在肝门附近横断面的图像
D. 胆囊管、肝动脉与门静脉在肝门附近横断面的图像
E. 胆总管、肝动脉与肝静脉在肝门附近横断面的图像

3. 在第一肝门区出入的管道结构是： （ ）
① 门静脉；② 肝固有动脉；③ 胆总管；④ 肝静脉
A. ①②③　B. ①③　C. ②④
D. ④　E. ①②③④

4. 触诊时，扪及右肋缘下肿块，可能是： （ ）
① 肿大的胆囊；② 肿大的肝脏；③ 右肾下极；④ 阑尾炎性肿块
A. ①②③　B. ①③　C. ②④
D. ④　E. ①②③④

5. 门静脉主干由下列哪几条静脉汇合而成： （ ）
A. 肠系膜上静脉和门静脉左支　B. 门静脉左、右支
C. 脾静脉与肠系膜上静脉　D. 右肾静脉和门静脉右支
E. 右肾静脉和门静脉左支

6. 肝内门静脉和肝静脉所显示的不同超声表现是： （ ）
A. 门静脉管壁厚且回声高，肝静脉的管壁薄且回声减弱
B. 门静脉内径较粗，肝静脉较细　C. 门静脉有搏动，肝静脉无搏动
D. 门静脉较直，肝静脉较弯曲　E. 门静脉较弯曲，肝静脉较直

7. 正常情况下，肝门处下列管道的前后排列顺序为： （ ）
A. 门静脉、胆管、肝动脉三者平行

B. 肝动脉、门静脉、胆管三者平行
C. 胆囊管、肝动脉、肝静脉三者交叉
D. 胆总管、门静脉、肝动脉三者平行
E. 胆总管、肝动脉、门静脉三者平行

8. 左肝内外叶的分界标志为：（　　）
A. 肝中静脉　B. 门静脉左支矢状部　C. 肝右静脉
D. 肝动脉左支　E. 门静脉左支横部

9. 肝左右叶的分界标志是：（　　）
A. 肝右静脉　B. 肝中静脉　C. 肝左静脉
D. 门静脉的横部　E. 门静脉的矢状部

10. 肝左叶与尾状叶的分界标志是：（　　）
A. 门静脉左支横部　B. 肝左静脉　C. 肝中静脉
D. 肝右静脉　E. 门静脉左支囊部

11. 右肝前叶与后叶的分界标志是：（　　）
A. 肝右静脉　B. 肝左静脉　C. 肝中静脉
D. 门静脉左支横部　E. 门静脉左支矢状部

12. 镰状韧带的肝外部分：（　　）
A. 走行于下腔静脉与胆囊之间
B. 肝与前腹壁间的高回声带，伴腹水时可见到
C. 连接肝脏至小网膜囊
D. 与门静脉左支矢状部伴行
E. 以上均对

13. 左、右肝管汇合形成肝总管常见于：（　　）
A. 第一肝门外　B. 肝实质内　C. 胰腺水平
D. 第二肝门处　E. 胆总管胰头段

14. 肝脏可分为左半肝、右半肝和尾状叶，右半肝可分为前叶和后叶，而左半肝可分为内叶和外叶，方叶是指：（　　）
A. 肝外叶　B. 右肝前叶　C. 右肝前叶上段
D. 右肝后叶下段　E. 左肝内叶

15. 正常肝脏超声检查时，“工”字形图像指的是：（　　）
A. 肝脏内门静脉右支的走形图像　B. 肝脏内门静脉左支的走形图像
C. 肝内胆管右支的走形图像　D. 肝内胆管左支的走形图像
E. 肝内左中右肝静脉的走形图像

16. 肝脏的第二肝门指的是：（　　）
A. 门静脉、胆总管和肝固有动脉入肝处

B. 肝脏尾状叶的静脉回流处　　C. 肝脏左中右静脉出肝处
D. 肝内胆管、淋巴管回流处　　E. 门静脉入肝处

17. 正常肝脏组织的声像图特点是：　　(　　)
A. 实质回声细小，分布均匀，回声低于中年以上的胰腺而较肾皮质略高
B. 均匀细小的光点，回声较脾低
C. 低回声与脾回声相等
D. 高回声与脾回声相等
E. 低回声区中有形态不一的条索状结构

18. 下列选项中的肝内疾病超声可表现为混合性团块的是：　　(　　)
A. 胆管囊腺瘤　　B. 巨大海绵状血管瘤　　C. 肝内血肿
D. 包囊虫病　　E. 以上都是

19. 下列肝硬化声像图表现中，正确的是：　　(　　)
A. 肝回声增高、增粗、分布不均　　B. 肝表面不平
C. 尾状叶增大　　D. 门静脉增宽和肝静脉变细
E. 以上均有可能

20. 下列选项中，门静脉高压的特征性表现是：　　(　　)
A. 脾肿大
B. 脾静脉直径大于 10 mm，不随呼吸变化
C. 门静脉直径大于 12 mm，不随呼吸变化
D. 腹水
E. 门静脉侧支循环形成，如脐静脉开放，胃左静脉扩张直径大于 4 mm，腹壁静脉曲张等

21. 严重肝硬化合并门静脉高压时，胆囊壁水肿增厚呈“双边征”，其主要原因是：　　(　　)
A. 大量腹水　　B. 低蛋白血症
C. 胆囊静脉及淋巴回流受阻　　D. 水、电解质代谢紊乱
E. 门静脉内血栓形成

22. 在我国，下列肝硬化中最常见的是：　　(　　)
A. 酒精性肝硬化　　B. 病毒性肝炎肝硬化　　C. 胆汁性肝硬化
D. 寄生虫性肝硬化　　E. 色素性肝硬化

23. 淤血性肝硬化或称心源性肝硬化，其特征性超声表现为：　　(　　)
A. 肝右下缘及左侧缘较锐薄　　B. 门静脉增宽
C. 胆囊壁水肿　　D. 肝实质回声增高、密集
E. 下腔静脉及肝静脉增宽

24. 下列超声表现中，血吸虫性肝病的特点是：　　(　　)

A. 肝回声呈地图样(或网格状或鳞片状或沙漠样改变)
B. 左叶增大明显　　C. 门静脉增宽
D. 肝包膜不平　　E. 脾肿大

25. 均匀性脂肪肝的超声表现为：　( )
A. 肝脏增大,实质回声降低
B. 肝表面尚光滑,实质回声均匀性增高、细密,常伴深部回声衰减,肝静脉变细
C. 肝脏增大,实质回声增粗、增高,分布不均匀
D. 实质回声呈网状
E. 肝实质内可见众多的片状低回声区,边缘欠清,无球体感

26. 下列疾病中,超声检查是首选且可靠性最高的是：　( )
A. 肝血管瘤　　B. 肝腺瘤　　C. 肝囊肿
D. 肝内转移灶　　E. 炎性假瘤

27. 肝脏良性肿瘤中最常见的是：　( )
A. 海绵状血管瘤　　B. 肝脏纤维瘤　　C. 肝腺瘤
D. 肝错构瘤　　E. 肝脂肪瘤

28. 下列选项中,肝肿瘤与口服避孕药有关：　( )
A. 海绵状血管瘤　　B. 脂肪瘤　　C. 腺瘤
D. 错构瘤　　E. 畸胎瘤

29. 弥漫性脂肪肝的声像图表现主要有：　( )
① 肝脏增大;② 回声增高密集;③ 远区回声衰减;④ 肝内血管模糊不清
A. ①②③　　B. ①③　　C. ②④
D. ④　　E. ①②③④

30. 若发现患者有多囊肝,应特别注意检查的其他器官是：　( )
A. 肾脏　　B. 胰腺　　C. 脾脏
D. 心脏　　E. 胆囊

31. 肝包虫病为一种人畜共患的寄生虫病,病原体为棘球蚴和包球蚴,其声像图特征为：　( )
A. 肝内一个或多个圆形液性暗区,壁厚而清晰,有的壁可见钙化,外壁光滑,内壁不整,大的囊腔内可见子囊孙囊,呈“囊中囊”征
B. 肝实质回声正常　　C. 肝包膜可见驼峰样
D. 肝内管道可见挤压现象　　E. 肝增大

32. 肝内胆管结石和肝内钙化灶的超声鉴别要点是：　( )
① 前者比后者大。② 前者为强回声,后方声影明显;后者为强回声,后方声影模糊。③ 前者常伴胆囊壁增厚;后者无。④ 前者常为多发,沿胆管

分布，并可引起远端肝管扩张；而后者则单发，不一定沿胆管分布，无胆管扩张

A. ①②③　　B. ①③　　C. ②④
D. ④　　E. ①②③④

33. 肝囊肿与肝脓肿的超声鉴别要点是：（　　）

① 脓肿是实性的，囊肿是液性的；② 脓肿边缘不规则、壁模糊不清而厚，囊肿边缘清晰、壁薄；③ 脓肿为低回声肿块，囊肿为透声佳的液暗区；④ 早期脓肿内可见血流，囊肿内无血流

A. ①②③　　B. ①③　　C. ②④
D. ④　　E. ①②③④

34. 肝癌组织发生坏死时，超声可见的特点是：（　　）

A. 肿块中出现边界整齐的液暗区　　B. 肿块中出现边界不规则的液暗区
C. 肿块中出现高回声团　　D. 肿块的后方有衰减效应
E. 肿块的后方有增强效应

35. 原发性肝癌的超声表现多种多样，其声像图分为：（　　）

A. 低回声型　　B. 高回声型　　C. 等回声型
D. 弥漫型与混合型　　E. 以上均是

36. 下列哪种实验室检查是诊断原发性肝癌的常用指标：（　　）

A. γ—GT　　B. AKP　　C. GOT
D. GPT　　E. AFP

37. 肝癌结节外周暗环（声晕）的病理学基础是：（　　）

① 提示肿瘤周围水肿；② 提示肿瘤生长速度快；③ 提示肿瘤外周浸润；④ 提示肿瘤外周血管生长明显

A. ①②③　　B. ①③　　C. ②④
D. ④　　E. ①②③④

38. 原发性肝癌是指：（　　）

A. 肝细胞发生的恶性肿瘤
B. 胆管上皮发生的恶性肿瘤
C. 肝细胞或肝内间质细胞发生的恶性肿瘤
D. 肝内间质细胞发生的恶性肿瘤
E. 肝细胞和（或）肝内胆管上皮细胞发生的恶性肿瘤

39. 转移性肝癌的声像图特征有：（　　）

A. 病灶多发、大小相近
B. 病灶多分布在静脉侧端
C. 病灶血供相对比原发性肝癌少

D. 除病灶外肝实质的背景回声可正常
E. 以上均是

40. 肝癌除癌灶超声表现外，最常见的继发声像图表现是：（　　）
① 压迫周围血管，肝门区病变常压迫胆管及门静脉；② 门静脉及下腔静脉中癌栓；③ 肝内转移卫星病灶；④ 肝门和腹腔淋巴结肿大
A. ①②③　B. ①③　C. ②④
D. ④　E. ①②③④

41. 门静脉癌栓和血栓的鉴别要点是：（　　）
A. 前者门静脉增宽明显，后者不明显
B. 前者不完全堵塞血管，后者则完全堵塞血管
C. 前者回声高，后者回声低
D. 前者 CDFI 示门静脉周围小动脉增多、增粗，部分可见搏动性细小血管进入癌栓中，后者无
E. 以上说法均正确

42. 肝脏占位性病变二维超声不能肯定诊断时，最好用的检查方法是：（　　）
A. 多普勒超声　B. 三维超声　C. M 型超声
D. 超声引导穿刺活检　E. 内镜超声

43. 大肠癌肝转移的常见超声表现是：（　　）
A. 牛眼征　B. 地图样征　C. 面团征
D. 周缘裂缺征　E. 类囊肿征

44. 膈下脓肿常见并发症为：（　　）
A. 门静脉增宽　B. 右心衰竭　C. 心包积液
D. 胸腔积液　E. 脾脓肿

45. 在国内下列化学制剂中，最常用于超声引导下肝癌介入治疗的是：（　　）
A. 蒸馏水　B. 热生理盐水　C. 热蒸馏水
D. 冰醋酸　E. 无水乙醇

46. 肝脏回声呈地图样改变常见于哪种肝脏疾病：（　　）
A. 肝豆状核变性　B. 坏死性肝硬化　C. 血吸虫病肝硬化
D. 弥漫性脂肪肝　E. 华支睾吸虫病性肝病

47. 肝豆状核变性(Wilson 病)的临床表现是：（　　）
① 可出现神经系统症状，如傻笑；② 超声表现为肝硬化，门静脉高压；③ 血清铜蓝蛋白和游离铜减低；④ 角膜可见色素环(Ksyer－Fleischer)
A. ①②③　B. ①③　C. ②④
D. ④　E. ①②③④

48. Budd－Chiari 综合征的概念正确的是：（　　）

A. 肝静脉阻塞引起的门静脉高压综合征
B. 下腔静脉阻塞引起的下腔静脉高压
C. 肝段下腔静脉、肝静脉部分或完全阻塞引起的下腔静脉和门静脉高压综合征
D. 肝静脉阻塞引起尾状叶增大
E. 下腔静脉狭窄、血栓形成闭塞

49. 对肝血管瘤的影像学检查首选是：（　　）
A. CT　B. 超声　C. DSA
D. MRI　E. ECT

50. 以下选项不会引起肝脏上移的是：（　　）
A. 结肠重度扩张　B. 腹水　C. 腹部肿瘤
D. 膈下脓肿　E. 肠梗阻

51. 患门静脉高压症时患者可有：（　　）
A. 门静脉扩张　B. 在门静脉与体循环中有侧支循环吻合
C. 脾肿大　D. 腹水　E. 以上各项均是

52. 肝门部的三结构是：（　　）
A. 肝动脉、肝静脉、肝门　B. 门静脉、肝动脉、胆总管
C. 脾静脉、门静脉、肝静脉　D. 胆总管、胆囊管、左右肝管
E. 肝动脉、门静脉、肝门

53. 肝脏的四叶是：（　　）
A. 左叶、右叶、方叶、尾叶　B. 上叶、下叶、方叶、尾叶
C. 前叶、后叶、方叶、尾叶　D. 内叶、外叶、方叶、后叶
E. 左叶、右叶、前叶、后叶

54. 右季肋部的肿块多见于：（　　）
① 肿大的胆囊；② 肿大的肝脏；③ 右肾上极
A. ①+②+③　B. ①+②　C. ②+③
D. ③　E. ②

55. 肝肿瘤的临床特征为：（　　）
① 腹水；② 黄疸；③ 肝大；④ 脾大
A. ①+②　B. ①+②+③　C. ①+②+③+④
D. ①+④　E. ②

56. 正常人的门静脉主干内径超声测值参考数为：（　　）
A. <1.2 cm　B. 上限值为 1.6 cm　C. <1.4 cm
D. 上限值为 1.5 cm　E. 1.2～1.5 cm

57. 超声图像上，发现肝脏内部出现一个高回声团，境界清，边界不大规则，内

部回声不均匀，肿块后方出现衰减。应考虑为：（ ）
A. 肝血管瘤 B. 肝脓肿早期 C. 肝硬化
D. 肝癌 E. 肝组织坏死灶

58. 超声图像上，肝脏实质内出现一个圆形液性暗区，首先应考虑为：（ ）
A. 包囊虫病 B. 肝内出血灶 C. 肝脓肿液化
D. 肝癌液化或出血 E. 肝囊肿

59. 肝硬化的声像图特征是：（ ）
① 肝表面不平整；② 肝内回声不均；③ 门静脉增宽；④ 脾大
A. ①+② B. ②+③ C. ①+②+③
D. ①+②+③+④ E. ②

60. 血吸虫肝病的声像图特征为：（ ）
A. 肝缩小 B. 肝大
C. 肝区回声呈网络状改变 D. 尾叶增大
E. 无特殊

61. 腹腔动脉位于肠系膜上动脉的：（ ）
A. 上方 B. 下方 C. 腹面
D. 背面 E. 左面

62. 下列肝硬化声像图表现中，正确的是：（ ）
A. 肝回声增强增粗，分布不均 B. 肝表面不平
C. 尾状叶增大 D. 门静脉增宽和肝静脉变细
E. 以上均有可能

63. 我国肝癌病理协作组制定的小肝癌的诊断标准是：（ ）
① 单个结节直径≤2.0 cm；② 单个结节直径≥3.0 cm；③ 多个结节数目≤3 个，相邻两个结节最大直径总和≤2.0 cm；④ 多个结节数目≤2 个，其中最大直径总和≤3.0 cm
A. ①②③ B. ①② C. ②④
D. ④ E. ①②③④

64. 膈下脓肿位于：（ ）
① 左侧腹部；② 上腹后部；③ 右侧腹部；④ 横膈下
A. ① B. ①+②
C. ②+③ D. ④

65. 与正常肝实质回声强度比较，肝癌回声可分为：（ ）
A. 强回声型和低回声型
B. 强回声型和等回声型
C. 低回声型和等回声型

D. 强回声型、等回声型和低回声型

E. 强回声型、等回声型、低回声型和混合回声型

66. 门静脉癌栓的超声表现为： ( )

A. 门静脉内单个或多个回声增高的结节，CDFI 可见结节内有血供

B. 门静脉内布满低至中等回声的实质性结构，有时充满整个门静脉

C. 门静脉增宽明显，各段增宽程度不一致

D. 门静脉血液可逆流，故癌栓可生长至脾静脉和肠系膜上静脉

E. 以上说法均正确

(四) 胆道

1. 空腹病人，超声不能显示胆囊的最常见原因为： ( )

A. 慢性胆囊炎　　B. 胆汁淤积

C. 活动结石　　D. 胆囊结石合并萎缩性胆囊炎

E. 在超声检查前使用 X 线口服造影剂

2. 正常胆囊径线下列选项的说法正确的是： ( )

A. 前后径＜2.5 cm，长径＜5 cm　　B. 前后径＜3 cm，长径＜6 cm

C. 前后径＜4 cm，长径＜7 cm　　D. 前后径＜4 cm，长径＜9 cm

E. 前后径＜5 cm，长径＜12 cm

3. 空腹胆囊囊壁厚度超过多少具有病理性意义： ( )

A. 2 mm　　B. 3 mm　　C. 4 mm

D. 5 mm　　E. 6 mm

4. 关于胆总管的说法，正确的是： ( )

A. 由肝总管和胆囊管汇合而成

B. 起始于胆囊颈

C. 下降于胰头的左侧、十二指肠降部的右侧

D. 在肝十二指肠韧带内下行于肝固有动脉的左侧

E. 下段在进入胰头前膨大，形成壶腹部

5. 胆总管结石在哪一段最容易嵌顿： ( )

A. 十二指肠上段　　B. 十二指肠后段　　C. 胰腺段

D. 十二指肠壁内段　　E. 十二指肠侧段

6. 胆总管和胰管通常在何处汇合成 Vater 壶腹： ( )

A. 十二指肠上段　　B. 十二指肠后段　　C. 十二指肠壁内段

D. 十二指肠和空肠交界处　　E. 十二指肠升部

7. 肝外胆道包括： ( )

① 胆囊、胆囊管；② 肝总管；③ 胆总管；④ 胰管

A. ①②③　　B. ①③　　C. ②④

D. ④　　E. ①②③④

8. 左右肝管扩张，胆囊不大，提示梗阻在：（　）

A. 胆总管　　B. 肝总管　　C. 胆囊管

D. Vater 壶腹　　E. 胰管

9. 肝内外胆管、胆囊扩大及主胰管扩张，其梗阻部位可能在：（　）

A. 胆总管的近端　　B. 胆囊管　　C. 肝总管

D. 十二指肠壶腹　　E. 胆总管的远端

10. 下列除哪一项外其余均为肝内胆管扩张的特征性表现：（　）

A. 平行管征　　B. 胆管增宽，其壁不规则

C. 胆管增宽，后方回声增强　　D. 自肝门向肝内呈枯树枝状改变

E. 朝向肝门的胆管内径逐渐变小

11. 典型胆囊结石的声像图特征是：（　）

① 囊内出现单枚或多枚团块状强回声；② 强回声团可随体位改变而移动；③ 强回声团后方伴有声影；④ 胆总管扩张

A. ①②③　　B. ①③　　C. ②④

D. ④　　E. ①②③④

12. 下列除哪项外，其余胆囊壁均可呈弥漫性增厚：（　）

A. 急性胆囊炎　　B. 急性黄疸性肝炎　　C. 胆囊腺瘤

D. 充血性心力衰竭　　E. 门静脉高压症

13. 怀疑胆囊结石时首选的影像诊断方法是：（　）

A. CT　　B. X 线胆囊造影　　C. ERCP

D. B 型超声　　E. 放射性核素扫描

14. 改善胆总管下段超声显像的方法是：（　）

A. 饮水法　　B. 探头加压侧转法　　C. 脂餐法

D. 体位法　　E. 以上均是

15. 根据“WES”征（Wall - Echo - Shadow）可诊断：（　）

A. 胆囊癌　　B. 胆囊息肉样病变

C. 慢性萎缩性胆囊炎，其内充满结石

D. 胆总管囊肿　　E. 胆囊穿孔

16. 易误诊为肝内肿瘤的胆囊癌类型是：（　）

A. 蕈伞型　　B. 厚壁型　　C. 混合型

D. 实块型　　E. 结节型

17. 胆囊内见一附壁高回声团，直径约 4 mm，后无声影，不移动，最恰当的超声诊断是：（　）

A. 息肉样病变　　B. 胆泥球　　C. 钙化

D. 结石　　E. 腺瘤

18. 应与胆囊息肉慎重鉴别的是：（　）

A. 胆囊内蛔虫　　B. 与囊壁粘连的结石　　C. 胆囊肿瘤

D. 胆泥　　E. 胆囊腺肌病

19. 对于胆管腔内无声影的低回声团,应考虑：（　）

① 伪像;② 化脓性炎症;③ 胆管肿瘤;④ 管腔内凝血块

A. ①②③　　B. ①③　　C. ②④

D. ④　　E. ①②③④

20. 先天性胆管囊性扩张症可发生在：（　）

A. 肝内胆管　　B. 肝外胆管

C. 肝内胆管和肝外胆管均可发生　　D. 胰管

E. 胆囊管

21. 下列外科手术中,易引起胆道内积气的是（　）

A. 肝左叶切除术　　B. 胆囊切除术　　C. 胆总管空肠吻合术

D. 胃切除术　　E. 脾切除术

22. 下列选项中,与急性胆囊炎无联系的是：（　）

A. 胆囊壁增厚超过 3 mm　　B. 胆囊体积增大

C. 胆囊管阻塞　　D. 肝静脉扩张

E. Murphys 征阳性

23. 应与肝内胆管结石作鉴别的常有：（　）

① 肝内钙化灶;② 肝圆韧带;③ 胆道气体;④ 门静脉血栓

A. ①②③　　B. ①③　　C. ②④

D. ④　　E. ①②③④

24. 胆囊颈部成袋状扩张,称哈德(Hartman)囊,是超声探测须注意的部位,它的临床意义是：（　）

A. 是胆囊癌多发部位　　B. 是胆囊结石常嵌顿部位

C. 是变异较大的地方　　D. 易穿孔

E. 是息肉易发处

25. 患儿,男,8 岁,突发剑突下阵发性钻顶样剧痛,超声探查发现胆囊内长条形双线状回声。超声诊断为：（　）

A. 胆囊炎　　B. 胆囊蛔虫症　　C. 胆囊癌

D. 化脓性胆管炎　　E. 胆结石

26. 左右肝管内径大于多少则提示扩张：（　）

A. 2 mm　　B. 3 mm　　C. 4 mm

D. 5 mm　　E. 6 mm

27. 超声发现胆总管呈梭形或圆形扩张时，应首先考虑：（　　）

A. 胆总管下段梗阻　B. 胆总管炎　C. 胆总管囊肿

D. 胆总管癌　E. 胆总管结石

28. 胆囊肿大，正常液性腔消失，呈现为一低回声团，不随体位改变而移动，CDFI 可见血供。这时应首先考虑为：（　　）

A. 胆囊癌　B. 胆囊炎　C. 胆泥淤积

D. 胆囊肌腺症　E. 胆囊充满结石

29. 胆总管长度为：（　　）

A. 1～2 cm　B. 2～4 cm　C. 4～8 cm

D. 8～12 cm　E. 12～14 cm

30. 胆总管梗阻时，超声显示肝内平行管征的构成是：（　　）

A. 肝动脉、门静脉　B. 门静脉、肝内胆管　C. 肝静脉、肝内胆管

D. 肝动脉、肝内胆管　E. 肝静脉、门静脉

31. 胆囊疾病最常见的是：（　　）

A. 胆囊腺肌症　B. 胆囊结石伴胆囊炎　C. 胆囊癌

D. 胆囊息肉　E. 胆囊蛔虫症

32. 一老年男性患者，原有糖尿病，右上腹隐痛数日，突发腹痛弥漫加剧。超声表现：胆囊偏小，壁厚毛糙，胆汁少，透声差，囊内见多枚强回声团伴声影，胆囊周围可见液性暗区。可诊断为：（　　）

A. 胆结石伴急性胆囊炎　B. 胆囊结石伴胆囊癌

C. 坏疽性胆囊炎　D. 胆囊结石、胆囊炎伴胆囊穿孔

E. 胆囊结石、伴慢性胆囊炎

33. 超声仔细检查右上腹，未显示胆囊，原因可能为：（　　）

① 餐后；② 胆囊位置异常；③ 胆囊发育不良或缺如；④ 萎缩性胆囊炎

A. ①②③　B. ①③　C. ②④

D. ④　E. ①②③④

34. 胆总管分 4 段，依次为：（　　）

A. 十二指肠上段→十二指肠后段→胰腺段→肠壁内段

B. 十二指肠前段→十二指肠上段→胰腺段→肠壁内段

C. 十二指肠上段→十二指肠下段→胰腺段→肠壁内段

D. 十二指肠上段→十二指肠后段→肠壁内段→胰腺段

E. 十二指肠前段→十二指肠后段→胰腺段→肠壁内段

35. 胆囊癌转移最常见的途径是：（　　）

A. 血行转移　B. 直接侵犯肝脏　C. 淋巴结转移

D. 腹膜种植　E. 以上发生率无区别

36. 关于胆管癌的特点下列哪些是正确的： （　　）
① 好发于左右肝管汇合处、胆囊管与肝总管汇合处及壶腹部；② 女性发病高于男性；③ 起病隐袭，而早期出现黄疸；④ 声像图可表现为团块型、截断型和狭窄型
A. ①②③　B. ①③　C. ②④
D. ④　E. ①②③④

37. 超声检查胆囊时，病人通常采取的体位应是： （　　）
A. 仰卧位　B. 左侧卧位　C. 坐位
D. 仰卧位+左侧卧位　E. 俯卧位

38. 急性胆囊炎最常见的原因是： （　　）
A. 胆囊管过长，扭曲　B. 螺旋瓣异常　C. 胆瘤压迫
D. 结石嵌顿　E. 蛔虫阻塞

39. 胆囊壁增厚是由于： （　　）
A. 腹水　B. 低蛋白血症　C. 右心衰竭
D. 肝炎　E. 急性胆囊炎　F. 以上各项均是

40. 早期即可引起胰管和胆总管同时扩张的疾病最常见的是： （　　）
A. 胆总管结石　B. 壶腹癌　C. 胰头癌
D. 慢性胰腺炎　E. 胰岛细胞瘤

41. 总胆管进入十二指肠的部位是： （　　）
A. 幽门和十二指肠连接部　B. 十二指肠的乳头部
C. Vater 壶腹部　D. 总胰管部
E. 以上都不是

42. 胆囊壁出现双边效应多见于： （　　）
A. 肾盂积水　B. 胆囊慢性炎症　C. 肝硬化、腹水
D. 脓肿　E. 肝癌

43. 肝门部肿块引起阻塞性黄疸时，胆囊的声像图改变为： （　　）
A. 胆囊大小无改变　B. 胆囊轻度肿大　C. 胆囊中度肿大
D. 胆囊重度肿大　E. 胆囊萎缩

44. 胆囊明显肿大见于： （　　）
A. 变异　B. 胆囊炎　C. 胆囊积液　D. 胆囊结石

45. 胆囊结石嵌顿于胆囊颈部时，超声检查除发现结石外尚可见： （　　）
A. 胆囊肿大不明显，但局部有压痛　B. 胆囊肿大明显，且有压痛
C. 胆囊中度肿大　D. 胆囊轻度肿大，局部有压痛
E. 胆囊大小正常，但囊壁水肿成“双边”状

46. 严重慢性胆囊炎病例超声图像为： （　　）

A. 胆囊萎缩　　B. 胆囊壁增厚
C. 高脂肪餐收缩率低　　D. 胆囊积液或萎缩、囊壁增厚
E. 胆囊萎缩、高脂肪餐收缩率低

47. 超声诊断胆囊结石与胆管结石，其正确性比较：（　　）
A. 胆管结石高于胆囊结石　　B. 胆囊结石高于胆管结石
C. 胆总管结石高于肝内胆管结石　　D. 胆总管结石高于胆囊结石
E. 两者差不多

48. 超声诊断急性胆囊炎的要点为：（　　）
A. 胆囊不一定肿大，但可有压痛
B. 胆囊肿大，胆囊壁明显水肿
C. 胆囊肿大，胆囊壁水肿且有压痛，胆汁透声差
D. 胆囊肿大，囊内见结石回声
E. 胆囊肿大，胆汁透声度降低

49. 典型胆囊结石声像图可见：（　　）
A. 强回声团，胆汁透声度降低
B. 强回声团及其后方的声影
C. 强回声团，胆囊壁增厚，胆汁透声度差
D. 强回声团并沿重力方向运动
E. 强回声团及后方的声影，并沿重力方向运动

50. 超声诊断胆囊结石与肾结石，其可靠性比较：（　　）
A. 两者的可靠性差不多　　B. 两者均不理想
C. 胆囊结石优于肾结石　　D. 肾结石优于胆囊结石
E. 只有较大的肾结石优于胆囊结石

51. 右上腹痛、发热、白细胞计数升高患者，超声显示胆囊肿大，内伴有回声增强的碎片，这可能提示为：（　　）
A. 瓷状胆囊　　B. 水肿胆囊　　C. 胆囊积脓
D. 胆囊癌　　E. 胆囊积血

52. 下列选项中，胆囊壁均呈弥漫性增厚，除了：（　　）
A. 急性胆囊炎　　B. 急性黄疸性肝炎　　C. 胆囊腺瘤
D. 充血性心力衰竭　　E. 门静脉高压症

53. 胆囊癌转移最常见的途径是：（　　）
A. 血行转移　　B. 淋巴结转移　　C. 直接侵犯肝脏
D. 腹膜种植　　E. 以上均有可能

（五）胰腺

1. 下列腹腔器官中，外周无包膜的是：（　　）

A. 肝　B. 胰　C. 脾
D. 肾　E. 子宫

2. 胰腺钩突为胰头组成部分，它位于哪两条血管中间：（　）
A. 肠系膜上静脉和下腔静脉　B. 肠系膜上动脉和下腔静脉
C. 肠系膜上静脉和腹主动脉　D. 肠系膜上动脉和腹主动脉
E. 腹主动脉和脾静脉

3. 胰腺的后方紧邻的结构是：（　）
A. 脾静脉　B. 腹主动脉　C. 下腔静脉
D. 十二指肠横部　E. 胆总管

4. 从超声横切面观察，胰腺的形态最常见的是：（　）
A. 蝌蚪形　B. 哑铃形　C. 腊肠形
D. 马蹄形　E. 环形

5. 检查胰腺的体位以仰卧位最常用，当胃肠气体多，胰腺显示困难时，有利于胰腺显示的体位是：（　）
A. 左侧卧位　B. 右侧卧位　C. 半卧位
D. 坐位　E. 俯卧位

6. 通常称胰头增大，其前后径测值应：（　）
A. >2.0 cm　B. >2.5 cm　C. >3.0 cm
D. >3.5 cm　E. >4.0 cm

7. 正常主胰管内径是：（　）
A. $\leqslant 1$ mm　B. $\leqslant 2$ mm　C. $\leqslant 3$ mm
D. $\leqslant 4$ mm　E. $\leqslant 5$ mm

8. 急性胰腺炎最常见的局部并发症是：（　）
A. 假性囊肿　B. 休克　C. 成人呼吸窘迫综合征
D. 糖尿病　E. 胰周脓肿

9. 胰腺假性囊肿与真性囊肿超声鉴别要点是：（　）
① 假性囊肿在胰周，真性囊肿在胰内；② 前者较大，后者较小；③ 前者有胰腺炎病史，后者一般为先天性；④ 前者穿刺液为胰液，后方为黏液
A. ①②③　B. ①③　C. ②④
D. ④　E. ①②③④

10. 壶腹癌与胰头癌的超声鉴别要点是：（　）
① 前者常呈高回声，后者常呈低回声；② 前者胰头大小正常，后者胰头增大；③ 前者下腔静脉不受压，后者下腔静脉常受压；④ 前者胰管、胆总管同时扩张，后者胰管、胆总管扩张常较前者迟：（　）
A. ①②③　B. ①③　C. ②④

D. ④　　E. ①②③④

11. 胰腺癌最常见的回声类型是：（　　）

A. 高回声　　B. 低回声　　C. 等回声

D. 混合回声　　E. 杂乱回声

12. 引起胰管不均匀串珠状增宽的胰腺疾病中，最常见的是：（　　）

A. 胰头癌　　B. 胰岛细胞瘤　　C. 胰管蛔虫

D. 慢性胰腺炎　　E. 胰腺囊腺瘤

13. 引起急性胰腺炎的最常见原因是：（　　）

A. 胆系感染　　B. 外伤　　C. 流行性腮腺炎

D. 败血症　　E. 甲状旁腺功能亢进

14. 早期即可引起胰管和胆总管同时扩张的疾病，最常见的是：（　　）

A. 胆总管结石　　B. 壶腹癌　　C. 胰头癌

D. 慢性胰腺炎　　E. 胰岛细胞瘤

15. 胰腺囊肿和实质性肿块最好的超声鉴别方法是：（　　）

A. M 型超声　　B. B 型超声　　C. A 型超声

D. 彩色多普勒　　E. 超声造影

16. 常见的原发性胰腺癌是：（　　）

A. 平滑肌肉瘤　　B. 腺瘤　　C. 淋巴瘤

D. 导管腺癌　　E. 以上各项均是

17. 慢性胰腺炎胰腺的声像特征为：（　　）

① 钙化；② 均匀性增大；③ 分叶状多块状；④ 多囊性改变

A. ①+③　　B. ②+④

C. ①+②+③　　D. ①+②+③+④

18. 胰腺最常见的肿瘤是：（　　）

A. 腺癌　　B. 假性囊肿

C. 胰岛细胞瘤　　D. 囊腺癌

19. 胰腺颈部可见下列结构会合：（　　）

A. 脾静脉、肠系膜上静脉会合为门静脉

B. 脾静脉、门静脉

C. 肠系膜上静脉、门静脉

D. 脾静脉、肾静脉

20. 随着年龄增大，胰腺显示为：（　　）

A. 回声强度降低，形状增大　　B. 形状缩小而回声增强

C. 形状增大但无回声改变　　D. 形态增大并有回声减低

E. 无变化

21. 正常胰腺头、体、尾各部前后径的超声测值为(单位:cm): ( )
A. 3.0,3.0,3.0 B. 2.5,2.5,2.0 C. 3.0,2.5,2.5
D. 3.0,2.5,2.0 E. 3.0,2.0,2.0
22. 胰头癌出现压迫症状时,超声图像可显示: ( )
A. 肝内胆管、胆囊、胆总管扩张
B. 肝内胆管、胆囊、胆总管及下腔静脉扩张
C. 肝内胆管、胆囊、胆总管及胰腺导管扩张
D. 肝内胆管、胆囊、胆总管、胰腺导管及门静脉扩张
E. 肝内外胆管、胆囊、胰腺导管及下腔静脉扩张
23. 胰腺癌最常发生在: ( )
A. 胰头 B. 胰颈 C. 胰体
D. 胰尾 E. 胰体尾
24. 胰腺钩突部肿瘤可引起: ( )
A. 下腔静脉前移 B. 肠系膜上静脉前移 C. 腹主动脉前移
D. 左肾静脉前移 E. 肠系膜下动脉前移
25. 胰腺的下方与胰腺平行的结构是: ( )
A. 腹腔动脉 B. 脾静脉 C. 肾静脉 D. 门静脉
26. 胰头肿瘤病人,临床上常在其右上腹触及肿块,超声认为该肿块大多为: ( )
A. 胰头肿块 B. 转移性病灶 C. 肿大之肝脏
D. 粘连性肿块 E. 肿大的胆囊

(六) 脾脏

1. 正常成人脾厚径不超过: ( )
A. 2 cm B. 3 cm C. 4 cm
D. 5 cm E. 6 cm
2. 正常成人脾长径不超过: ( )
A. 6 cm B. 8 cm C. 10 cm
D. 12 cm E. 14 cm
3. 正常脾静脉的内径为: ( )
A. 2～4 mm B. 3～5 mm C. 5～7 mm
D. 7～11 mm E. 8～12 mm
4. 副脾是类圆形低回声团块,可以单个或多个,最常见的位置在: ( )
A. 脾门 B. 胰尾部 C. 脾上缘
D. 脾下缘 E. 左肾上极
5. 腹腔脏器中,最易在外伤中破裂的器官是: ( )

A. 肝　B. 脾　C. 肾
D. 胰　E. 胃

6. 真性脾破裂是指：（　　）
A. 脾包膜下可见血肿
B. 脾实质内血肿
C. 脾实质和包膜同时破裂，可见腹腔积液，包膜回声中断，可同时存在脾实质和包膜下血肿
D. 脾周血肿
E. 脾内液实相间肿块

7. 下列脾脏良性肿瘤中，最常见的是：（　　）
A. 纤维瘤　B. 错构瘤　C. 组织细胞瘤
D. 血管瘤　E. 脂肪瘤

8. 下列脾脏恶性肿瘤中，最常见的是：（　　）
A. 恶性淋巴瘤　B. 转移性瘤　C. 纤维肉瘤
D. 组织细胞瘤　E. 血管内皮细胞肉瘤

9. 脾梗死声像图是：（　　）
① 病变常位于近脾门处，呈楔形或不规则形，基底较宽，有时直达脾包膜，常呈低回声；② 病变内无血供；③ 病变内可出现钙化的强回声，或坏死出现无回声区；④ 伴有腹水
A. ①②③　B. ①③　C. ②④
D. ④　E. ①②③④

10. 横膈与脾脏之间出现液性暗区，最常见于：（　　）
A. 胸腔积液　B. 包膜下血肿　C. 肾周积血
D. 膈下脓肿　E. 以上都不是

11. 充血性脾肿大常见的原因是：（　　）
A. 脾结核　B. 脾肿瘤　C. 肝硬化
D. 玻璃样变　E. 以上都不是

（七）胃肠

1. 胃肠癌的共同声像图特征是：（　　）
A. 假肾征　B. 驼峰征　C. 琴键征
D. 越峰征　E. 彗星尾征

2. 超声识别结肠的特征性标志是：（　　）
A. 结肠内径较小肠大　B. 结肠袋与半月襞　C. 结肠壁比小肠厚
D. 结肠位于中上腹　E. 结肠内容物多，且回声高

3. 小肠平滑肌瘤的超声特点是：（　　）

A. 假肾征　B. 圆形的均匀低回声　C. 不均匀低回声
D. 圆形的强回声　E. 牛眼型

4. 消化道穿孔的超声表现中最有意义的是：（　）
A. 腹腔液性暗区
B. 腹腔游离气体，改变体位始终在最高处
C. 肠襻蠕动减弱或消失
D. 腹肌紧张而腹胀不明显
E. 肠腔扩张

5. 肠梗阻的超声诊断依据是：（　）
A. 小肠内径大于 2 cm，大肠内径大于 3 cm
B. 小肠内径大于 3 cm，大肠内径大于 4 cm
C. 小肠内径大于 4 cm，大肠内径大于 5 cm
D. 小肠内径大于 5 cm，大肠内径大于 6 cm
E. 小肠内径大于 6 cm，大肠内径大于 7 cm

6. 下列哪项是小肠梗阻的超声表现：（　）
A. 驼峰征　B. 鱼刺征　C. 假肾征
D. 靶环征　E. 越峰征

7. 胃平滑肌瘤的超声表现是：（　）
① 胃壁可见类圆形肿块，边界清，内部回声较均匀；② 肿块部位胃黏膜正常；③ CDFI 检查肿块可见血供；④ 胃蠕动正常
A. ①②③　B. ①③　C. ②④
D. ④　E. ①②③④

（八）肾脏

1. 肾窦超声表现为一椭圆形的高回声区，其解剖基础为：（　）
A. 肾盂、肾盏、肾血管、脂肪组织　B. 肾周脂肪
C. 肾实质　D. 肾皮质
E. 肾髓质

2. 正常肾内围绕着肾窦的回声较低的结构是：（　）
A. 肾实质　B. 肾皮质　C. 肾髓质
D. 肾小盏　E. 肾柱

3. 左肾静脉穿行于：（　）
A. 腹主动脉与肠系膜上动脉之间　B. 腹主动脉的前方
C. 下腔静脉的前方　D. 与门静脉并行
E. 以上均对

4. 左肾静脉走行于：（　）

A. 腹主动脉后方　B. 腹主动脉与肠系膜上动脉之间
C. 下腔静脉后方　D. 与门静脉伴行
E. 与脾静脉伴行

5. 肾窦的回声产生于：（ ）
A. 肾盂、肾血管、脂肪　B. 肾周脂肪　C. 肾实质
D. 以上均是　E. 以上均不对

6. 下列情况中，正常肾脏可出现肾窦回声分离的是：（ ）
A. 利尿药物和解痉药物的应用　B. 膀胱过度充盈
C. 妊娠期　D. 大量饮水
E. 以上均可

7. 检查肾动脉首选的方法是：（ ）
A. 肾动脉造影　B. 肾图　C. CT
D. 彩色多普勒血流显像　E. MRI

8. 肾积水的测量通常取：（ ）
A. 前后径　B. 上下径　C. 左右径
D. 横径　E. 以上均对

9. 肾脏增大应考虑：（ ）
① 多囊肾；② 多发性肾囊肿；③ 肾移植的排异反应
A. ①　B. ②+③　C. ①+②
D. ①+②+③　E. ②

10. 肾盂积液声像图具有下列特征即：（ ）
A. 肾盂回声扩张，见 1 cm 以上液性暗区
B. 肾盂回声无扩张，肾实质内见 1 cm 以上液性暗区
C. 肾盂回声无扩张
D. 肾外形增大
E. 肾外形增大，肾实质内见 1 cm 以上液性暗区

11. 多囊肾患者声像图最常见的改变为：（ ）
A. 两侧肾脏多囊改变　B. 一侧肾脏多囊改变
C. 一侧肾及肝脏多囊改变　D. 两侧肾及肝脏多囊改变
E. 两肾肿大，外侧不规则

12. 肾结石声像图表现为：（ ）
A. 肾盂或肾盏内强回声团
B. 肾盂或肾盏内强回声团及后方伴有声影
C. 肾盂或肾盏内强回声团，伴有肾盂或肾盏积液
D. 肾盂和肾盏积液

E. 肾盂积液，输尿管扩张

13. 在声像图上，单侧肾实质内出现边界整齐的圆形液性暗区，首先应考虑为：（　　）

A. 肾囊肿　　B. 肾脓肿　　C. 肾实质内出血灶
D. 肾包囊虫病　　E. 肾肿瘤坏死液化灶

14. 上腹部横切扫查时，近后腹壁的卵圆形结构为：（　　）

A. 肝　　B. 胆　　C. 肾
D. 胰　　E. 子宫

15. 肾门又称肾蒂，其内所包含的结构有：（　　）

A. 肾动脉　　B. 肾静脉　　C. 近端输尿管
D. 淋巴管和神经　　E. 以上均是

16. 慢性肾衰竭声像图表现为：（　　）

① 肾皮质回声增高，大于脾回声；② 肾锥体回声增强导致皮髓质界限不清；③ CDFI 示轻者呈边缘缺损型，重者显示呈星点型和无血流型；④ 多普勒频谱显示肾动脉血流呈低速高阻型

A. ①②③　　B. ①③　　C. ②④
D. ④　　E. ①②③④

17. 成人肾积水的最常见原因是：（　　）

A. 妊娠　　B. 泌尿系结石　　C. 先天性输尿管狭窄
D. 输尿管肿瘤　　E. 泌尿系结核

18. 有一 3 岁男孩出现血尿，左侧腹部扪及肿块，超声表现为肾脏实质性肿块。最可能的诊断是：（　　）

A. 肾上腺肿瘤　　B. 神经母细胞瘤　　C. Wilms 瘤
D. 婴儿型多囊肾　　E. 肾结核

19. 一种两侧肾脏下极相连接的先天异常称为：（　　）

A. 重复肾　　B. 马蹄肾　　C. 驼峰肾
D. “S”形肾　　E. 游走肾

20. 患者女性，发作性右腰部剧痛，向右下腹及膀胱放射。如果超声检查已排除妇产科疾病，那么超声最常见、最易显示的是：（　　）

A. 右肾结石　　B. 阑尾炎　　C. 右侧输尿管结石
D. 右肾囊肿　　E. 右肾肿瘤

21. 超声若发现肾脏内实质性均匀或不均匀低回声团块，首先应考虑：（　　）

A. 肾孤立性囊肿　　B. 肾盏局限性积水　　C. 肾结核
D. 肾癌　　E. 肾错构瘤

22. 超声发现肾实质内高回声团，边界清晰，常见疾病是：（　　）

A. 肾囊出血　B. 肾细胞癌　C. 肾结核
D. 肾 Wilms 瘤　E. 肾血管平滑肌脂肪瘤

23. B 超引导肾活检取材的部位常在：（　）
A. 肾上极的实质区　B. 肾下极的实质区　C. 肾中部的实质区
D. 肾上极的肾窦区　E. 肾下极的肾窦区

24. 患者男性，50 岁，间歇性无痛性肉眼血尿，超声检查发现左肾下极一实性肿块，并向包膜外明显突出，超声检查时应特别注意：（　）
A. 鉴别病灶的良、恶性　B. 肝脏和胰腺有无转移
C. 膀胱内有无转移　D. 下腔静脉和肾静脉内有无癌栓
E. 腹膜后有无淋巴结肿大

25. 肾的良性肿瘤下列哪一种最多见：（　）
A. 血管平滑肌脂肪瘤　B. 肾肌血管瘤　C. 肾腺瘤
D. 肾肌脂肪瘤　E. 肾纤维瘤

26. 肾囊肿最常用、最好的治疗方法是：（　）
A. 囊肿摘除　B. 切开排液
C. 在超声引导下无水乙醇硬化治疗　D. 肾脏摘除
E. 肾静脉结扎

27. 超声引导下进行肾脏穿刺活检，最易产生的并发症是：（　）
A. 尿路感染　B. 肾内血肿　C. 血尿
D. 肾包膜下血肿　E. 肾包膜外血肿

28. 比较以下各个器官的回声强度并列出依次增强的顺序：（　）
A. 肾实质、脾、肝、胰腺、肾窦　B. 胰腺、肾窦、肝、脾、肾实质
C. 脾、肝、胰腺、肾实质、肾窦　D. 脾、肝、肾窦、肾实质、胰腺
E. 胰腺、肾窦、肾实质、肝、脾

29. 根据肾盂积水声像图形态判断肾积水的程度，正确的是：（　）
A. 菱角形、花朵形为轻度
B. 烟斗形为轻至中度
C. 调色碟形为重度
D. 巨大囊肿型为极重度积水或肾外肾盂重度积水
E. 以上均正确

（九）输尿管、膀胱

1. 正常成人输尿管内径的超声测值为：（　）
A. 2～4 mm　B. 4～6 mm　C. 6～8 mm
D. 8～10 mm　E. 10～12 mm

2. 输尿管的第三个生理性狭窄位于：（　）

A. 肾盂与输尿管连接处　　B. 输尿管中段
C. 跨过左髂总动脉与右髂外动脉处　D. 进入膀胱壁内处
E. 输尿管上段

3. 输尿管上段与中段的分界为：（　　）
A. 输尿管全程上 1/3 处
B. 输尿管下行至小骨盆口跨越髂血管处
C. 腰大肌的中上 1/3 处
D. 输尿管与睾丸血管或卵巢血管交叉处
E. 乙状结肠越过处

4. 超声检查输尿管时，需适当充盈膀胱，必要时应做肠道准备，其原因为：（　　）
A. 减少肠道气体和粪便的干扰　　B. 输尿管第三段易于显示
C. 排开位于盆腔的肠管　　D. 输尿管全程显示更加清晰
E. 以上均正确

5. 输尿管狭窄可由多种疾病引起，虽可见于任何年龄，但常见于小儿。其最常发生的部位为：（　　）
A. 输尿管膀胱壁内段　　B. 输尿管的第二狭窄处
C. 肾盂输尿管连接处　　D. 输尿管越髂血管处
E. 以上均正确

6. 膀胱肿瘤与膀胱血凝块的超声鉴别要点是：（　　）
① 前者常呈菜花状、乳头状，边缘不整；后者常呈扁圆状、条状、絮状，边缘整齐。② 前者不随体位改变而移动；后者随体位改变而移动。③ 前者内部可检出彩色血流；后者无。④ 前者膀胱壁粗糙而且连续性中断；后者与膀胱壁分界清楚，连续性完好
A. ①②③　　B. ①③　　C. ②④
D. ④　　E. ①②③④

（十）前列腺

1. 正常前列腺的大小是：（　　）
A. 3 cm×2 cm×1 cm　　B. 3 cm×4 cm×2 cm
C. 3 cm×5 cm×5 cm　　D. 4 cm×4 cm×5 cm
E. 3 cm×4 cm×5 cm

2. 正常人前列腺上下径、前后径和左右径的超声测值分别为(单位:cm)：（　　）
A. 2.3,3.0,3.5　　B. 3.0,3.5,4.0　　C. 2.5,3.5,4.5
D. 2.0,3.0,4.0　　E. 3.0,4.0,5.0

3. 前列腺结石易发生在：（　　）

A. 内外腺之间　　B. 外腺　　C. 内腺
D. 包膜下　　E. 尿道周围

4. 良性前列腺增生易发生在：（　）
A. 外腺　　B. 内腺　　C. 内外腺之间
D. 包膜下　　E. 后叶

5. 前列腺哪叶增大易引起排尿困难：（　）
A. 左侧叶　　B. 右侧叶　　C. 中叶
D. 前叶　　E. 后叶

6. 下列超声探测前列腺方法中图像最佳的是：（　）
A. 经腹壁　　B. 经直肠　　C. 经尿道
D. 经会阴　　E. 以上方法图像质量无区别

7. 超声诊断前列腺增生的条件下，主要诊断依据是：（　）
A. 前列腺形态变圆　　B. 前列腺向膀胱凸出
C. 内外腺比例异常和增生结节出现　D. 前列腺结石出现
E. 膀胱壁小梁小房形成

8. 前列腺癌和前列腺增生症的增生结节超声主要鉴别点是：（　）
① 前者多在外腺，后者多在内腺；② 前者结节包膜边界不清，后者结节包膜边界不整；③用端射式直肠探头触知结节硬度前者较硬，后者较软，且可变形；④ 在 PSA 持续升高的情况下行 B 超引导穿刺活检，前者有肿瘤细胞，后者无肿瘤细胞
A. ①②③　　B. ①③　　C. ②④
D. ④　　E. ①②③④

9. 前列腺内的点状强回声呈弧形排列在内外腺之间，应首先考虑：（　）
A. 前列腺结石　　B. 前列腺炎　　C. 前列腺囊肿
D. 前列腺癌　　E. 前列腺肉瘤

10. 经直肠超声检查，主要是观察的病变：（　）
A. 卵巢　　B. 前列腺　　C. 肠
D. 膀胱　　E. 子宫

11. 66 岁的男性患者，进行性排尿困难 2 年，尿频，每次尿量少，半个月来出现尿潴留。最可能的原因为：（　）
A. 前列腺增生症　　B. 膀胱癌　　C. 尿路结石
D. 膀胱结核　　E. 糖尿病

(十一) 妇科

1. 患者女性，16 岁。有周期性腹痛，无发热，超声检查发现阴道扩张，气体线消失，内见一 80 mm×40 mm 的椭圆形液暗区，有完整边界，内见密集

细小光点，双侧卵巢未见异常。首先考虑为： （ ）

A. 盆腔脓肿　B. 处女膜闭锁　C. 卵巢囊肿
D. 盆腔积液　E. 巴氏腺囊肿

2. 盆腔子宫内膜异位症最常见的部位是： （ ）

A. 卵巢　B. 膀胱　C. 道格拉斯窝
D. 宫骶韧带　E. 腹部瘢痕

3. 关于黄素囊肿以下哪些正确： （ ）

① 多与滋养细胞肿瘤伴发；② 多呈单房；③ 多为双侧性；④ 其大小常不超过 4 cm

A. ①②③　B. ①③　C. ②④
D. ④　E. ①②③④

4. 患者女性，25 岁。无临床症状，婚前检查时，超声发现左卵巢内有一 30 mm×20 mm 的肿块，边界清，内被一水平分界线分成两部分，上部分呈均匀高回声，下部分呈液暗区。首先考虑为： （ ）

A. 巧克力囊肿　B. 黏液性囊腺瘤　C. 畸胎瘤
D. 浆液性囊腺瘤　E. 滤泡囊肿

5. 输卵管积水的特征性声像图是： （ ）

A. 宫旁曲颈瓶状或藕节状液暗区　B. 子宫增大
C. 道格拉斯窝积液　D. 超声探头压痛阳性
E. 宫旁实质性低回声肿块

6. 突起剧烈腹痛的年轻女性病人超声检查发现盆腔大量积液，首先应考虑的疾病是： （ ）

① 黄体破裂；② 急性盆腔炎；③ 宫外孕破裂；④ 排卵期积液

A. ①②③　B. ①③　C. ②④
D. ④　E. ①②③④

7. 下列异位妊娠中，最常见的是： （ ）

A. 阔韧带妊娠　B. 子宫颈妊娠　C. 腹腔妊娠
D. 宫角妊娠　E. 输卵管妊娠

8. 子宫内膜良性侵入子宫肌层称为： （ ）

A. 巧克力囊肿　B. 盆腔炎性病变　C. 子宫肌腺症
D. 子宫内膜癌　E. 子宫肌瘤

9. 超声预示即将排卵的声像图是： （ ）

A. 卵泡张力高，透声好，直径 20 mm 左右
B. 卵泡外周有回声晕圈　C. 卵泡内膜变成锯齿状
D. 卵泡向卵巢边缘靠近　E. 以上均是

10. 通常超声测量子宫纵径的方法正确的是：（　　）
A. 宫底浆膜层到宫颈内口的距离　B. 子宫内膜线的长度
C. 宫底浆膜层到宫颈外口的距离　D. 子宫最长径
E. 宫底黏膜层到宫内口的距离

11. 年轻女子，子宫三径小，宫体长度∶宫颈长度为1∶2，内膜线可见。则该子宫应为：（　　）
A. 幼稚型子宫　B. 未产型子宫　C. 经产型子宫
D. 成人子宫　E. 畸形子宫

12. 子宫内膜异位症常见而突出的临床症状是：（　　）
A. 痛经　B. 月经量过多　C. 不孕症
D. 性交痛及后骶部坠胀　E. 膀胱刺激征

13. 正常情况下，超声不能显示输卵管，下列情况中可较清晰显示的是：（　　）
① 盆腔内有腹水衬托；② 输卵管水肿；③ 输卵管积水；④ 卵巢囊肿
A. ①②③　B. ①③　C. ②④
D. ④　E. ①②③④

14. 超声判断宫内节育器位置正常的标准是：（　　）
① 节育器在肌层内；② 节育器在宫腔内；③ 节育器在宫颈内；④ 宫腔内节育器上缘与宫底间距离为17～20 mm
A. ①②③　B. ①③　C. ②④
D. ④　E. ①②③④

15. 下列选项中不是良性畸胎瘤的特征性表现的一项是：（　　）
A. 面团征　B. 脂液分层征　C. 发团征
D. 冰山尖顶征　E. WES征

16. 较大的肌瘤内部出现边界模糊的无回声区，应考虑：（　　）
A. 玻璃样变　B. 囊性变　C. 红色变
D. 脂肪变　E. 肉瘤变

17. 肌瘤内部出现边界清晰的无回声区，应考虑：（　　）
A. 玻璃样变　B. 囊性变　C. 红色变
D. 脂肪变　E. 肉瘤变

18. 脉冲多普勒检测卵巢恶性肿瘤流速曲线特点多为：（　　）
A. 中速中阻　B. 高速高阻　C. 低速高阻
D. 低速低阻　E. 高速低阻

19. 对巧克力囊肿的典型声像图的描述中，错误的是：（　　）
A. 囊壁厚

B. 壁不光滑
C. 囊内充满均匀细小光点或出现高回声团或出现杂乱回声
D. 可出现多个不规则或类圆形无回声区
E. 脂液分层征

20. 声像图上右侧附件区见单房囊性肿块，边界清晰，透声佳。应考虑为： ( )
A. 多囊卵巢　B. 畸胎瘤　C. 纤维瘤
D. 囊腺瘤　E. 卵巢囊肿

21. 声像图上双侧卵巢增大，内见多个大小相似的小圆形液暗区，直径小于 10 mm。诊断应考虑为： ( )
A. 多囊卵巢　B. 畸胎瘤　C. 纤维瘤
D. 囊腺瘤　E. 卵巢囊肿

22. 引起妇女腹部膨隆的常见原因有： ( )
① 腹膜后巨大肿块；② 过度肥胖；③ 腹水；④ 巨大的卵巢囊肿
A. ①②③　B. ①③　C. ②④
D. ④　E. ①②③④

23. 道格拉斯窝是指： ( )
A. 膀胱与直肠腹膜陷凹　B. 子宫与膀胱腹膜陷凹
C. 直肠与子宫腹膜陷凹　D. 骶骨与直肠腹膜陷凹
E. 直肠旁腹膜陷凹

24. 超声发现盆腔肿瘤附近的膀胱壁黏膜增厚，应考虑为： ( )
A. 淋巴结肿大　B. 膀胱炎　C. 盆腔炎症
D. 肿瘤浸润膀胱　E. 膀胱水肿

25. 与早期妊娠伴随的最常见的盆腔肿块是： ( )
A. 多囊卵巢　B. 畸胎瘤　C. 巧克力囊肿
D. 黄体囊肿　E. 黄素囊肿

26. 正常育龄妇女的卵巢大小为： ( )
A. 1 cm×3 cm×4 cm　B. 1.5 cm×1.5 cm×1.5 cm
C. 2 cm×3 cm×4 cm　D. 2 cm×4 cm×5 cm
E. 3 cm×3 cm×4 cm

27. 子宫肌瘤的声像图特点包括： ( )
① 肌瘤多呈低回声团块，典型的内部回声呈漩涡状；② 肿块周围可见假包膜形成的低回声晕圈；③ 大的肌瘤或多发肌瘤可使子宫增大，形态失常；④ 浆膜下肌瘤使子宫变形，靠近黏膜的肌瘤可使内膜移位
A. ①②③　B. ①③　C. ②④

D. ④　　E. ①②③④

28. 下列选项中,不属于卵巢非赘生性囊肿的是：（　）

A. 黄体囊肿　　B. 卵泡囊肿　　C. 多囊卵巢

D. 皮样囊肿　　E. 巧克力囊肿

29. 库肯勃瘤是：（　）

A. 良性卵巢肿瘤　　B. 原发于胃肠道卵巢转移性肿瘤

C. 囊性肿瘤　　D. 子宫肌瘤红色变

E. 纤维瘤

30. 卵巢肿瘤考虑为恶性肿瘤时,一般有的声像图表现是：（　）

① 形态不规则;② 囊壁不规则增厚,呈乳头样突入囊腔;③ 腹水;④ 随访中肿块明显增大

A. ①②③　　B. ①③　　C. ②④

D. ④　　E. ①②③④

31. 卵巢赘生性囊肿主要包括：（　）

① 浆液性囊腺瘤;② 黏液性囊腺瘤;③ 皮样囊肿;④ 黄素囊肿

A. ①②③　　B. ①③　　C. ②④

D. ④　　E. ①②③④

32. 一位女病人流产后半年,近来阴道不规则出血,超声发现子宫增大,肌层回声不均匀,并可见蜂窝状无回声区,CDFI 示血供增多,HCG 增高。首先应考虑是：（　）

A. 绒癌　　B. 部分性葡萄胎　　C. 不全流产

D. 子宫腺肌症　　E. 子宫肌层内血肿

33. 成熟卵泡的声像图特点为：（　）

① 直径为 20 mm 左右;② 外形饱满,壁薄而清晰;③ 移向卵巢表面,并向外突出;④ 有时卵泡内可见金字塔形卵丘

A. ①②③　　B. ①③　　C. ②④

D. ④　　E. ①②③④

34. 提示已经排卵的超声表现有：（　）

① 主卵泡消失;② 主卵泡缩小,内壁塌陷;③ 缩小的主卵泡内有细弱光点;④ 50%以上病人有道格拉斯窝积液

A. ①②③　　B. ①③　　C. ②④

D. ④　　E. ①②③④

35. 多囊卵巢综合征的临床表现为多毛、肥胖、月经稀少,甚至闭经和不孕,超声表现为：（　）

① 双侧卵巢增大;② 卵巢内见多个大小不等的圆形无回声区,数目＞10

个，直径多数<5 mm；③ 卵泡壁增厚；④ 卵巢髓质面积增大，回声增高

A. ①②③　　B. ①③　　C. ②④
D. ④　　E. ①②③④

36. 成年妇女正常子宫纵径、横径、前后径的超声测值为(单位：cm)：(　　)

A. 5.5～7.5，4.5～5.5，3.0～4.0　　B. 4.5～5.5，5.5～7.5，3.0～4.0
C. 5.5～7.5，3.0～4.0，4.5～5.5　　D. 4.5～5.5，3.0～4.0，2.0～3.0
E. 7.5～8.5，5.5～6.5，4.5～5.5

37. 子宫肌瘤最常见的声像图表现为：(　　)

A. 子宫体积增大，外形不规则，宫区出现强光团
B. 子宫体积增大，外形不规则，宫区出现不规则液性暗区
C. 子宫大小正常，外形规整，宫区出现结节状回声
D. 子宫体积增大，外形规整，宫区光点弥漫性分布不均匀
E. 子宫体积增大，外形不规则，宫区出现团块状回声

38. 下列子宫发育异常中，超声无法显示的是：(　　)

A. 先天性无子宫　　B. 幼稚子宫　　C. 双子宫
D. 双角子宫　　E. 纵隔子宫

39. 子宫内膜线是：(　　)

A. 子宫底与子宫颈的分界线
B. 子宫壁之间的最宽径
C. 声像图上子宫中心所见一条线
D. 子宫内容物与子宫外盆腔内容物分界线
E. 以上都不对

40. 绝经后子宫肌瘤迅速增大，内部回声不均匀，边界不规则，应考虑为：(　　)

A. 肌瘤正常增大　　B. 肌瘤恶变　　C. 肌瘤脂肪变性
D. 肌瘤红色变性　　E. 肌瘤继发感染

41. 卵巢最少见的生理性囊肿是：(　　)

A. 黄体囊肿　　B. 滤泡囊肿　　C. 卵巢冠囊肿
D. 黄素囊肿　　E. 巧克力囊肿

(十二) 产科

1. 前置胎盘超声诊断的假阳性可能由于：(　　)

A. 膀胱过度充盈　　B. 膀胱不充盈　　C. 胎儿横位
D. 胎儿臀位　　E. 膀胱肿瘤

2. 晚期妊娠时有无痛性阴道流血，超声检查应特别注意观察：(　　)

A. 羊水过多　　B. 胎儿脑积水　　C. 前置胎盘
D. 胎盘剥离　　E. 环形胎盘

3. 异位妊娠最常见的部位在何处：（　　）

A. 卵巢　B. 腹腔内　C. 输卵管

D. 阔韧带　E. 宫颈

4. 脐带内血管结构包括：（　　）

A. 2 条脐动脉，1 条脐静脉　B. 2 条脐动脉，2 条脐静脉

C. 2 条脐静脉，1 条脐动脉　D. 1 条脐动脉，1 条脐静脉

E. 1 条脐动脉，数条脐静脉

5. 水泡状胎块又称葡萄胎，其声像图特征是：（　　）

① 子宫大于孕周；② 宫腔内充满大小不等的液性暗区，间以强度不等的高回声，呈蜂窝状改变；③ 通常宫内不能发现胎儿、胎盘；④ 宫旁有时可见囊性肿块

A. ①②③　B. ①③　C. ②④

D. ④　E. ①②③④

6. 在 40％葡萄胎病例的超声检查中，可以发现有：（　　）

A. 萎缩的卵巢　B. 畸胎瘤　C. 黄体囊肿

D. 黄素囊肿　E. 内膜囊肿

7. 超声诊断前置胎盘至少要到：（　　）

A. 10 孕周后　B. 20 孕周后　C. 25 孕周后

D. 28 孕周后　E. 35 孕周后

8. 在声像图评估胎盘成熟度中，0 级胎盘绒毛膜板应：（　　）

A. 与基底层有切迹状交通　B. 有稠密的线状回声

C. 有不完全的分叶　D. 光滑、平整

E. 有弥散性的暗区

9. 胎儿脑积水的超声表现是：（　　）

① 20 孕周以后，胎儿脑室扩大，侧脑室指数大于 1/3；② 头围明显大于腹围；③ 双顶径较同孕周为大；④ 颅内可见高回声团块

A. ①②③　B. ①③　C. ②④

D. ④　E. ①②③④

10. 如果胎儿脊柱纵切面结构中断，不完整，横切面椎体失去正常三足鼎立光团，而呈“U”形图像，可能是：（　　）

A. 脊柱前移　B. 脊柱侧凸　C. 脊柱裂

D. 脊柱前凸　E. 脊膜膨出

11. 典型葡萄胎的二维超声表现是：（　　）

A. 高回声团块　B. 蜂窝状或落雪状回声

C. 低回声团块　D. 脂液分层征

E. 牛眼征

12. 脐带中携带含氧红细胞和营养物质自胎盘到胎儿的血管是：（ ）

A. 1 条脐动脉 B. 2 条脐静脉 C. 1 条脐静脉

D. 1 条脐动脉和 1 条脐静脉 E. 2 条脐动脉

13. 怀孕多少周时羊水量最大：（ ）

A. 26 周 B. 28 周 C. 30 周

D. 32 周 E. 34 周

14. 胎儿脊柱的正常声像图表现为：（ ）

① 纵切面呈一条排列整齐的光带；② 纵切面呈串珠状的小光团排列成两条弓状平行光带；③ 纵切面呈一连串念珠状的小光团；④ 横切面可见 3 个强回声团，呈“品”形

A. ①②③ B. ①③ C. ②④

D. ④ E. ①②③④

15. 超声测量胎儿腹围的平面，下列说法正确的是：（ ）

A. 肾脏水平平面 B. 心脏水平平面 C. 胃泡水平平面

D. 肝脏水平平面 E. 见有脐静脉的肝脏水平平面

16. 胎盘成熟度的超声分级的分级依据是：（ ）

A. 胎盘实质回声

B. 绒毛膜板回声

C. 胎盘基底膜回声

D. 胎盘绒毛膜板、胎盘基底膜、胎盘实质三部分结构的回声

E. 脐带血流多普勒流速曲线

17. 胎儿脐带的超声图像特征是：（ ）

① 一端连接胎盘，一端连接胎儿脐部；② 横切呈“品”形；③ 纵切呈麻花样；④ 多普勒超声显示 1 条脐静脉和 2 条脐动脉

A. ①②③ B. ①③ C. ②④

D. ④ E. ①②③④

18. 胎儿十二指肠闭锁的特征性超声图像是：（ ）

A. 单泡状 B. 双泡征 C. 双叶征

D. 双管征 E. 双环征

19. 脊柱裂最多见的部位是：（ ）

A. 腰骶椎 B. 胸椎 C. 颈椎

D. 腰椎 E. 后枕部

20. 一孕妇，G_1P_0孕 28 周，超声示胎盘下缘距宫内口约 2 cm，最可能的诊断为：（ ）

A. 中央性前置胎盘　　B. 边缘性前置胎盘　　C. 部分性前置胎盘
D. 胎盘前置状态　　E. 低置胎盘

21. 一妊高征孕妇,孕晚期出现腹痛、休克等症状。体检:胎心不清,板状腹,超声示胎盘明显增厚,其内血流信号消失,胎心胎动消失。此时应考虑:（　）
A. 前置胎盘　　B. 子宫破裂　　C. 胎盘早剥、死胎
D. 先兆子宫破裂　　E. 子痫

22. 一孕 36 周妇女突然出现阴道大量出血,无明显其他症状。体检:腹软,无压痛,胎心胎动可及。此时最需要的检查为:（　）
A. 超声　　B. 阴道检查　　C. 肛查
D. 胎心监护仪　　E. 胎动监护

23. 一孕 36 周妇女突然出现阴道大量出血,无明显其他症状。体检:腹软,无压痛,胎心胎动可及。最可能诊断为:（　）
A. 胎盘早剥　　B. 先兆流产　　C. 前置胎盘
D. 胎膜早破　　E. 植入胎盘

24. 一产妇胎儿娩出后 1 h,胎盘未娩出,阴道未见出血,超声显示胎盘位于前壁,厚 38 mm,胎盘与子宫肌层间隙消失。此时诊断为:（　）
A. 胎盘剥离　　B. 子宫卒中　　C. 胎盘粘连
D. 低置胎盘　　E. 胎盘前置

25. 早期妊娠时,妊娠囊的典型超声图像是:（　）
A. 双环征　　B. 单个回声增强环状囊性结构
C. 双泡征　　D. 三环征
E. 以上各项均是

26. 真孕囊与假孕囊的超声鉴别要点是:（　）
A. 前者呈双环征,后者缺乏典型的双环征
B. 前者偏向于宫腔一侧,后者位于宫腔正中
C. 前者呈扁圆形或椭圆形,后者与宫腔形态一致,有时见延续至宫内口
D. 前者可见胚芽和卵黄囊,后者无
E. 以上都是

27. 疑为前置胎盘的孕妇进行超声检查时应:（　）
A. 排空膀胱　　B. 膀胱尿液越多越好
C. 适当充盈膀胱　　D. 不需要做任何准备
E. 不需要充盈膀胱

28. 胚胎组织部分排出宫腔,部分仍留在宫腔内称为:（　）
A. 先兆流产　　B. 不全流产　　C. 过期流产

D. 稽留流产　　E. 难免流产

29. 足月孕期胎盘的厚度一般为：（　）

A. 1～2 cm　　B. 2～3 cm　　C. 2.5～3.5 cm

D. 4～5 cm　　E. 5～6 cm

30. 孕 28 周后超声发现胎盘附着在子宫内口周围，但没有遮盖宫颈口，称为：（　）

A. 完全性前置胎盘　　B. 部分性前置胎盘　　C. 低置胎盘

D. 胎盘早剥　　E. 边缘性前置胎盘

31. 卵黄囊在超声诊断学上的意义是：（　）

① 卵黄囊是宫内妊娠的标志；② 指示有胚胎组织存在标志；③ 胚胎良好预后佳的标志；④ 孕 8 周内反复检查仍不能发现，提示枯萎孕卵可能或提示胎儿发生畸形的机会增大

A. ①②③　　B. ①③　　C. ②④

D. ④　　E. ①②③④

32. 受精卵形成的部位是：（　）

A. 腹腔内　　B. 输卵管内　　C. 宫腔内

D. 宫颈内　　E. 阴道内

33. 关于胎方位的正确概念是：（　）

A. 胎先露的指示点（如枕骨、骶骨）与母体骨盆前后左右的关系

B. 临产时最先进入骨盆的部位　　C. 胎儿采取的姿势

D. 胎体纵轴与母体纵轴的关系　　E. 以上均是

34. 产科 B 超检查可以判定：（　）

A. 胎位　　B. 胎盘附着部位　　C. 胎头大小

D. 上述三者均可　　E. 上述三者不能完全确定

35. 在下列何种情况，顶径不能准确显示胎儿的孕周：（　）

A. 糖尿病患者妊娠　　B. 横位

C. 多胎妊娠　　D. 首次妊娠

36. 多少孕周前不能做出前置胎盘的诊断：（　）

A. 10 周　　B. 20 周

C. 30 周　　D. 35 周

37. 妊娠仰卧位低血压综合征的产生，是由于：（　）

A. 快速用血　　B. 妊娠子宫压迫腔静脉

C. 妊娠囊引起腹主动脉轻度闭塞　　D. 胎儿供血不足

38. 下列症状和体征与葡萄胎有关的是：（　）

A. 妊娠高血压综合征　　B. 先兆子痫

C. 子宫大于妊娠月份　　D. 血 HCG 升高
E. 以上各项均是

39. 一 30 岁孕妇，妊娠 8 个月，主诉无痛性阴道流血 5 天。超声首先应排除的情况是：（　）
A. 异位妊娠　　B. 前置胎盘　　C. 卵巢囊肿
D. 葡萄胎　　E. 以上都是

40. 临床需要做超声的情况是：（　）
① 估计胎儿体重和胎龄；② 评价胎儿生长发育是否正常；③ 确定胎儿发育与胎龄不相称时；④ 横膈下
A. ①　　B. ①+②　　C. ①+②+③　　D. ②+③

41. 超声最早能显示胎心的周数为：（　）
A. 5 周　　B. 6 周　　C. 7 周
D. 7 周以后　　E. 5 周以前

42. 先兆流产的超声表现为：（　）
A. 子宫体积小于妊娠周数　　B. 看不到胎心或胎动
C. 胎囊变形　　D. 测量头径小于妊娠周数
E. 以上都不是

43. 完全性前置胎盘，声像图上可见：（　）
A. 胎盘附着于子宫前壁下方　　B. 胎盘附着于子宫后壁
C. 胎盘边缘位于宫内口附近　　D. 胎盘边缘遮盖部分宫内口
E. 子宫峡部以下前后壁均可见胎盘回声

44. 皮样囊肿(畸胎瘤)，典型的声像图特征为：（　）
A. 囊性肿块　　B. 囊性和实质性肿块
C. 实质性肿块　　D. 囊性、实质性及混合性肿块
E. 囊性、实质性及含气性肿块

45. 葡萄胎时易出现的囊肿是：（　）
A. 黄体囊肿　　B. 黄素囊肿　　C. 卵巢囊肿　　D. 输卵管伞囊肿

46. 最常与葡萄胎并发的囊肿是：（　）
A. 黄素囊肿　　B. 卵巢旁囊肿　　C. 黄体囊肿
D. 卵泡囊肿　　E. 肠系膜囊肿

47. 最早在多少周时能够测量双顶径：（　）
A. 14 周　　B. 12 周　　C. 8 周
D. 6 周　　E. 10 周

48. 无脑畸形常伴随的异常是：（　）
A. 脊柱裂　　B. 脑积水　　C. 前脑无裂畸形

D. 积水性无脑畸形　　E. 肾发育畸形

49. 葡萄胎的典型声像图为：（　）

A. 子宫增大，大于妊娠月份

B. 子宫内见出血形成的不规则暗区

C. 子宫大于妊娠月份，宫内见密集粗大的点状和片状强回声及大小不等的液性暗区

D. 子宫增大不著，宫内见密集粗大的点状或片状强回声

E. 子宫增大，宫内见内出血形成的不规则暗区

50. 一孕妇在超声检查时出现眩晕、恶心是由于：（　）

A. 子宫压迫肠道　　B. 子宫压迫主动脉

C. 子宫压迫下腔静脉　　D. 探头压迫皮肤

E. 探头压迫子宫

51. 如果在脑室内见到回声增强物质，称之为：（　）

A. 脑实质出血　　B. 室管膜下出血

C. 蛛网膜下隙出血　　D. 脑室内出血

E. 脑实质及脑室内出血

52. 晚期妊娠时有无痛性阴道流血，超声检查应特别注意观察：（　）

A. 羊水过多　　B. 胎儿脑积水　　C. 前置胎盘

D. 胎盘剥离　　E. 环形胎盘

53. 关于黄素囊肿的说法，正确的是：（　）

① 多与滋养细胞肿瘤伴发；② 多呈单房；③ 多为双侧性；④ 其大小常不超过 4 cm

A. ①②③　　B. ①③　　C. ②④

D. ④　　E. ①②③④

54. 下列异位妊娠中，最常见的是：（　）

A. 阔韧带　　B. 子宫颈妊娠　　C. 腹腔妊娠　　D. 输卵管妊娠

55. 皮样囊肿的内容包括：（　）

① 脂肪；② 毛发；③ 钙质；④ 牙齿

A. ②+③+④　　B. ①+②+③　　C. ①+③+④

D. ①+②+③+④　　E. ②

（十三）小器官

1. 眼超声可应用于诊断：（　）

① 视网膜、脉络膜脱离；② 眼内出血、异物；③ 眼内和眶内肿瘤；④ 眼肌异常

A. ①②③　　B. ①③　　C. ②④

D. ④　　E. ①②③④

2. 正常成年人眼轴长为：（　　）

A. 18 mm　　B. 20 mm　　C. 22 mm

D. 24 mm　　E. 26 mm

3. 眼球壁的解剖结构是：（　　）

A. 角膜、巩膜、脉络膜、视网膜　　B. 角膜、巩膜、玻璃体、视网膜

C. 角膜、巩膜、晶状体、视网膜　　D. 角膜、巩膜、晶状体、玻璃体

E. 玻璃体、巩膜、脉络膜、视网膜

4. 下列视网膜母细胞瘤超声表现最有特征性的是：（　　）

A. 肿瘤呈类圆形、半月形或不规则形的低回声团块

B. 肿块内见钙化点或钙斑　　C. 肿块内血供丰富

D. 肿块边缘不整　　E. 肿块内见液性暗区

5. 视网膜脱离和玻璃体内膜状机化物的超声鉴别点是：（　　）

A. 前者呈"V"形；后者呈不规则膜状，有分叉

B. 前者膜状回声尖端与视盘相连，位置固定；后者位置不定

C. 眼球运动时，前者与眼球壁呈垂直运动；后者呈不规则运动

D. CDFI 在前者可见血供；后者无血供

E. 以上均是

6. 脉络膜黑色素瘤的超声表现是：（　　）

A. 肿瘤常呈半球形或蘑菇形

B. 肿瘤表面有视网膜，故前缘回声连续光滑

C. 前缘回声高而密，向后渐少，近球壁形成无回声区，即"挖空"征

D. 出现脉络膜凹陷征，可继发视网膜脱离和玻璃体混浊

E. 以上均是

7. 应用眼专业超声诊断可探测：（　　）

① 视网膜剥离；② 玻璃体积血；③ 视神经异常

A. ①+②+③　　B. ①+③

C. ①　　D. ①+②

8. 涎腺良性肿瘤发病率最高的是：（　　）

A. 血管瘤　　B. 腺淋巴瘤　　C. 混合瘤

D. 黏液表皮样瘤　　E. 淋巴管瘤

9. 正常成年人甲状腺侧叶的上限大小为(上下×左右×前后)：（　　）

A. 3 cm×2 cm×1 cm　　B. 4 cm×3 cm×3 cm

C. 4 cm×3 cm×2 cm　　D. 5 cm×2 cm×2 cm

E. 6 cm×3 cm×2 cm

10. 横断面甲状腺外侧毗邻的颈部大血管是： ( )
A. 颈总动脉和颈内静脉 B. 颈内动脉和颈外动脉
C. 颈内静脉和颈外静脉 D. 颈总动脉和颈总静脉
E. 颈外动脉和颈外静脉

11. 甲状腺外前方的最粗大肌肉为： ( )
A. 骨舌骨肌 B. 胸锁乳突肌 C. 颈长肌
D. 前斜角肌 E. 头长肌

12. 下列甲状腺疾病中，通常表现为弥漫性病变的是： ( )
A. 单纯性甲状腺肿 B. 桥本甲状腺炎
C. 结节性甲状腺肿 D. 弥漫性毒性甲状腺肿
E. 以上都是

13. 下列甲状腺癌和腺瘤的超声鉴别点中最主要的是： ( )
A. 肿块有否囊性变 B. 肿块血供是否丰富
C. 肿块的回声强弱 D. 肿块的边界是否整齐
E. 肿块周边血流有否绕行

14. 下列选项中，不是甲状腺癌的声像图特点的是： ( )
A. 多为单发 B. 瘤体多呈高回声
C. 瘤体边界不整 D. 瘤体内可见微钙化点
E. 瘤体血供较丰富

15. 一 3 岁儿童，颈中线甲状软骨上方有一囊性肿块，最可能的诊断是： ( )
A. 囊状淋巴管瘤 B. 甲状腺腺瘤 C. 甲状舌骨囊肿
D. 甲状旁腺腺瘤 E. 淋巴结核

16. 甲状旁腺位于： ( )
A. 甲状腺侧叶的上方 B. 甲状腺侧叶的下方
C. 甲状腺侧叶的背侧 D. 甲状腺侧叶的前方
E. 甲状腺侧叶的内侧方

17. 甲状腺腺瘤的超声诊断标准是： ( )
① 边缘规则，周围常有暗环；② 瘤体多呈低回声；③ 内部回声分布较均匀；④ 外周常见血管环绕
A. ①②③ B. ①③ C. ②④
D. ④ E. ①②③④

18. 下列甲状腺腺癌的超声表现，错误的是： ( )
A. 肿块内常见散在性微钙化点 B. 肿块边界不规则
C. 肿块后方可有声衰减 D. 大多数肿块是囊性的

E. 大的病灶可探及丰富的血供

19. 下列甲状腺内的结节，其外周常见暗环的是：（　　）

A. 腺瘤　B. 甲状腺癌　C. 结节性甲状腺的结节

D. 单纯性甲状腺囊肿　E. 畸胎瘤

20. 下列疾病中，峡部增厚最明显的是：（　　）

A. 弥漫性甲状腺肿　B. 单纯性甲状腺肿

C. 结节性甲状腺肿　D. 亚急性甲状腺肿

E. 桥本甲状腺炎

21. 甲状腺癌的声像图特点是：（　　）

A. 病灶大多呈低回声，单发多见

B. 因大多无包膜，故病灶边界大多不规则，呈蟹足样浸润，少见暗环

C. 病灶内可见不规则、沙粒状钙化点

D. 内部血供丰富，边缘环绕血流少见

E. 以上均是

22. 甲状腺炎声像图表现为：（　　）

A. 甲状腺内多个囊肿　B. 甲状腺弥漫性增大，回声减低

C. 甲状腺弥漫性增大，无回声改变　D. 甲状腺缩小，回声增强

E. 甲状腺呈结节样改变

23. 乳腺纤维腺瘤常见于乳腺的：（　　）

A. 外上象限　B. 内上象限　C. 外下象限

D. 内下象限　E. 乳头周围

24. 关于乳腺纤维腺病(或称乳腺增生症)的概念，正确的是：（　　）

① 本病好发于生育年龄妇女，与卵巢功能失调有关，月经来潮前疼痛加剧，一旦月经来潮，疼痛即减轻；② 超声表现为腺体回声增强，分布不均，呈粗大点状或斑片状；③ 有时可见乳腺导管扩张或呈类圆形液暗区，边界清，后壁有增强效应；④ 有时可见腺体呈片状低回声，边界不整，球体感不强

A. ①②③　B. ①③　C. ②④

D. ④　E. ①②③④

25. 乳腺癌好发于乳腺的：（　　）

A. 外上象限　B. 内上象限　C. 外下象限

D. 内下象限　E. 乳头部

26. 正常成年人的睾丸大小约为：（　　）

A. 6 cm×5 cm×4 cm　B. 5 cm×4 cm×3 cm

C. 4 cm×3 cm×2 cm　D. 3 cm×2 cm×1 cm

E. 3 cm×2 cm×2 cm

27. 下列选项中是急性睾丸炎和睾丸扭转超声表现的主要鉴别点： （ ）

A. 睾丸大小变化 B. 睾丸内回声改变

C. 睾丸内血供改变 D. 鞘膜腔积液

E. 睾丸包膜回声改变

28. 睾丸大小正常，鞘膜腔内见无回声暗区包绕睾丸，应诊断为： （ ）

A. 睾丸鞘膜积液 B. 精索鞘膜积液 C. 隐睾

D. 腹股沟斜疝 E. 睾丸血肿

29. 1岁男婴，声像图显示精索部一囊性肿块，内无分隔，边界清楚，应诊断为： （ ）

A. 睾丸鞘膜积液 B. 精索静脉曲张 C. 腹股沟淋巴结肿大

D. 精索鞘膜积液 E. 腹股沟斜疝

30. 成年人最常见的睾丸肿瘤是： （ ）

A. 精原细胞瘤 B. 胚胎瘤 C. 恶性畸胎瘤

D. 淋巴肉瘤 E. 间质细胞肉瘤

31. 隐睾大多位于： （ ）

A. 腹腔 B. 腹膜后 C. 腹股沟

D. 阴茎根部 E. 大腿内侧

32. 超声诊断睾丸扭转的主要依据是： （ ）

A. 睾丸肿大 B. 睾丸内出现异常暗区

C. 睾丸内无血流信号或血流信号减少

D. 精索呈麻花征 E. 睾丸鞘膜积液

（十四）颅脑、周围血管及腹膜后

1. 2岁以内小儿颅脑超声扫查的最常用窗为： （ ）

A. 颞部 B. 后囟 C. 前囟

D. 眼眶 E. 前额

2. TCD探测大脑动脉的主要声窗是： （ ）

① 颞窗；② 眼眶窗；③ 枕窗；④ 额上窗

A. ①②③ B. ①③ C. ②④

D. ④ E. ①②③④

3. TCD常规探测大脑动脉血流信号，下列选项为血流背离探头（负向流速曲线）： （ ）

① 椎—基底动脉；② 大脑中动脉；③ 大脑前动脉；④ 大脑后动脉

A. ①②③ B. ①③ C. ②④

D. ④ E. ①②③④

4. 脑血管狭窄的 TCD 表现是： ( )
A. 狭窄段血流速度增快 B. 狭窄远端血流速度减低
C. 流速曲线图形异常(充填) D. 血管杂音
E. 以上均是

5. 脑动脉硬化血流流速曲线图形常表现为： ( )
A. 正常流速曲线
B. 极小收缩峰流速曲线
C. 舒张期逆行血流流速曲线
D. 收缩峰峰顶圆隆,峰时延长流速曲线
E. 高阻力频谱

6. 椎—基底动脉供血不足的 TCD 主要表现为： ( )
A. 血流速度增快 B. 血流速度减低 C. 血流速度正常
D. 无血流 E. 血流速度减低或无血流

7. 周围血管彩色多普勒检查注意事项中,以下选项中错误的是： ( )
A. 应进行两侧对比检查 B. 取样门放置在管腔中央
C. 多普勒增益要适中 D. 探头在检查部位的压力宜大不宜小
E. 病人在检查时肌肉要处于放松状态

8. 在做周围血管检查时,应使多普勒声束与血流方向的夹角： ( )
A. 保持固定角度 B. 保持完全平行 C. $<60^\circ$
D. $>30^\circ$ E. 越大越好

9. 正常人颈总动脉内膜—中层厚度(IMT)： ( )
A. <1.0 mm B. <0.5 mm C. >1.0 mm
D. >1.5 mm E. 随年龄增加而减小

10. 正常颈总动脉血流流速曲线具有的特点是： ( )
① 收缩期有两峰或三峰；② 第一峰大于第二峰；③ 双峰之间有切迹；④ 整个心动周期基线上有血流信号
A. ①②③ B. ①③ C. ②④
D. ④ E. ①②③④

11. 以下有关动脉硬化性闭塞症的描述正确的是： ( )
A. 中老年多见
B. 常伴高血压、冠心病、高血脂、糖尿病
C. 患肢疼痛、发冷、麻木,远端肢体营养障碍
D. 可出现间歇性跛行
E. 以上都正确

12. 动脉粥样硬化的二维超声表现包括： ( )

① 动脉内膜增厚；② 粥样硬化斑块形成；③ 溃疡形成；④ 斑块内出血

A. ①②③　　B. ①③　　C. ②④

D. ④　　E. ①②③④

13. 动脉硬化性闭塞与血栓闭塞性脉管炎的鉴别中，表现多见于前者的是：（　　）

① 发病年龄老年人多见；② 常伴血栓性浅静脉炎；③ 常见钙化斑块；④ 受累动脉以中小型动脉为主

A. ①②③　　B. ①③　　C. ②④

D. ④　　E. ①②③④

14. 以下选项中，不符合血栓闭塞性脉管炎的是：（　　）

A. 好发于青壮年

B. 病变主要发生在中小型动脉及其伴行静脉

C. 病变很少呈节段性改变，表现为动静脉弥漫性受累

D. 常伴发血栓性浅静脉炎

E. 一般无钙化斑块

15. 目前一般认为扩张动脉段内径要大于或等于近端或远端动脉内径多少倍，才能诊断为动脉瘤：（　　）

A. 1.5 倍　　B. 2 倍　　C. 2.5 倍

D. 3 倍　　E. 3.5 倍

16. 以下选项中，多普勒表现对假性动脉瘤具有相对特异性的是：（　　）

A. 在瘤体内检出高速血流

B. 在瘤体内检出低速血流

C. 探头对瘤体挤压时瘤内血流信号增加

D. 在瘤体开口处检出进—出血流显象

E. 以上均不是

17. 以下有关急性深静脉血栓的描述，正确的是：（　　）

A. 管腔内为无回声或低回声

B. 管腔明显增宽

C. 探头加压后，管腔不能被压瘪

D. 管腔内完全无血流或仅有极少量血流信号

E. 以上均正确

18. 超声诊断下肢深静脉瓣功能不全的主要标准是：（　　）

A. 深静脉瓣游离缘松弛、伸长　　B. 深静脉流速加快

C. 交通支静脉反流　　D. 浅静脉曲张

E. Valsalva 试验或挤压远端肢体放松后出现反流且持续时间＞0.5 s，症

状明显者>1 s

19. 检测患侧下肢动脉闭塞时应与将以下作为对比的是：（ ）

A. 对侧下肢动脉系统 B. 腹主动脉
C. 颈动脉 D. 肱动脉
E. 以上均正确

20. 引起腹膜后间隙血肿的疾病最常见的是：（ ）

A. 肾脏损伤 B. 胰腺损伤 C. 腰椎和骨盆骨折
D. 腹主动脉瘤破裂 E. 血流病(血友病)

21. 下列疾病均可表现为腹膜后实质性均质性的肿块,其中最多见的疾病是：（ ）

A. 放线菌病 B. 恶性组织细胞病 C. 脂肪瘤
D. 脊索瘤 E. 恶性淋巴瘤

22. 以下有关肾上腺嗜铬细胞瘤的描述,错误的是：（ ）

A. 瘤体常呈中等回声,有时可见到囊性液暗区
B. 超声所见包膜呈高回声
C. 以良性居多,约有 2%为恶性
D. 肿瘤多数为双侧性
E. 肾上腺外的嗜铬细胞瘤多见于肾门附近

23. 患儿女性,2 岁,超声检查示一侧肾上腺区 6 cm×7 cm 的肿块,边界不规整,内部回声不均匀,并可见高回声斑块,患侧肾位置下移,眼眶部发现异常肿块,则该肾上腺肿块最大可能为：（ ）

A. 髓性脂肪瘤 B. 皮质腺瘤 C. 节细胞神经瘤
D. 恶性嗜铬细胞瘤 E. 神经母细胞瘤

24. 腹膜后器官有：（ ）

① 胰腺；② 小肠；③ 双肾；④ 肝

A. ①+② B. ①+②+③
C. ②+③ D. ①+③

(十五) 儿科及介入超声

1. 有一幼儿出现血尿,声像图显示为肾内实质性肿块,最可能为：（ ）

A. 肾上腺髓样脂肪瘤 B. Wilms 瘤 C. 神经母细胞瘤
D. 婴儿型多囊肾 E. 肾错构瘤

2. 先天性胆总管扩张称为：（ ）

A. 硬化性胆管炎 B. Courvoisier 胆囊 C. 胆总管囊肿
D. 克罗思病 E. 莫菲征阳性

3. 声像图显示为围绕睾丸的液性暗区的疾病是：（ ）

A. 肿瘤 B. 睾丸炎 C. 附睾炎
D. 睾丸鞘膜积液 E. 精索鞘膜积液

4. 胎儿循环的遗迹是： （ ）
A. 静脉韧带和肝圆韧带 B. 肝十二指肠韧带
C. 冠状韧带 D. 小网膜囊
E. 大网膜

5. 儿童时期来源于肾上腺的恶性肿瘤常见的是： （ ）
A. 血管瘤 B. 错构瘤 C. 神经母细胞瘤
D. 皮质畸胎瘤 E. 腺瘤

6. 鞘膜积液是指浆液积在： （ ）
A. 睾丸两层鞘膜之间 B. 睾丸鞘膜和白膜之间
C. 两层白膜之间 D. 白膜与睾丸之间
E. 睾丸与精索之间

7. 儿童最常见的肾脏恶性肿瘤是： （ ）
A. Wilms 瘤 B. 脂肪瘤 C. 错构瘤
D. 畸胎瘤 E. 血管瘤

8. 儿童最常见的眼内恶性肿瘤是： （ ）
A. 脉络膜瘤 B. 视网膜母细胞瘤 C. 血管瘤
D. 黑色素瘤 E. 畸胎瘤

9. 膀胱三角区发现囊性病变，大小随排尿而改变，提示： （ ）
A. 膀胱癌 B. 黏液囊肿 C. 输尿管囊肿
D. 膀胱憩室 E. 巨输尿管症

10. 下列先天性疾病均可导致儿童肾盂积水，最常见的是： （ ）
A. 肾盂输尿管连接部狭窄 B. 膀胱畸形
C. 肾盂发育不全 D. 重复肾输尿管异位开口
E. 输尿管异位开口

11. 影响超声引导穿刺准确性的因素有： （ ）
A. 穿刺针与导引槽不配 B. 病人的呼吸运动
C. 穿刺针的斜面影响 D. 部分容积效应
E. 以上均是

12. 下列情况下，不宜做超声引导下无水乙醇治疗的是： （ ）
A. 严重出血倾向 B. 肝包虫囊肿病 C. 动静脉瘘
D. 厚壁有分隔的病变 E. 以上均是

13. 超声引导下囊肿无水乙醇治疗错误的是： （ ）
A. 囊液应尽可能抽净

B. 穿刺针尖置于囊肿的底部

C. 无水乙醇浓度应＞90%，停留时间应大于 5 min，尽量作用于内壁

D. 每次注入无水乙醇的量为囊液量的 1/2 或 1/3，但总量不超过 60 ml

E. 注入无水乙醇时，要避免气体进入囊腔

14. 下列哪项是超声引导下囊肿无水乙醇治疗的并发症：（　　）

① 出血；② 感染；③ 腹膜炎；④ 醉酒

A. ①②③　　B. ①③　　C. ②④

D. ④　　E. ①②③④

15. 下列哪项为超声引导下穿刺活检的禁忌证：（　　）

① 难以显示病灶或显示不清；② 缺乏合适的进针路径；③ 病人呼吸不能配合；④ 凝血机制不正常

A. ①②③　　B. ①③　　C. ②④

D. ④　　E. ①②③④

16. 超声引导下肝癌的无水乙醇注射治疗，下列叙述错误的是：（　　）

A. 要求肿瘤直径小于 3 cm

B. 肿瘤包膜不完整，结构不均匀，无水乙醇治疗效果差

C. 无水乙醇注射时要越快越好

D. 治疗前后要监测肝功能

E. 疗程要求每周 2 次，达到肿瘤内血供基本消失、肿瘤完全坏死为限

17. 关于超声引导胰腺肿块活检，下列说法正确的是：（　　）

① 取材要求经过越多的正常胰腺组织越好；② 取材要求经过越少组织越好；③ 穿刺应先用粗针；④ 穿刺应选用细针

A. ①②③　　B. ①③　　C. ②④

D. ④　　E. ①②③④

18. 关于超声引导下穿刺活检，下列说法正确的是：（　　）

A. 肝穿刺要求在经过至少 1 cm 肝实质前提下穿刺病变区

B. 经过肝实质穿刺胆囊

C. 肾或胰腺穿刺尽可能减少对正常肾或胰腺组织的损害

D. 尽可能短距离小角度穿刺

E. 以上均对

19. 无水乙醇治疗囊肿的禁忌证是：（　　）

A. 与胆管相通的肝囊肿　　B. 与胰管相通的胰腺囊肿

C. 与肾盂相通的肾囊肿　　D. 乙醇过敏者

E. 以上均是

20. 超声引导微波治疗肝癌的原理是：（　　）

A. 利用微波的热凝固杀死癌细胞
B. 利用微波的 γ 射线杀死癌细胞
C. 利用微波的机械效应杀死癌细胞
D. 利用微波的空化效应杀死癌细胞
E. 利用微波的电解作用杀死癌细胞

参考答案

一、名词解释

1. 超声医学：是利用超声的物理特性用于诊断人体疾病的一门影像学科。

2. 声波：是一种机械波，是由频率在 20～20 000 Hz 之间声振动源激起的疏密波，该疏密波传播至人的听觉器官（耳）时，可以引起声音的感觉。

3. 超声波：声波按其频率分类：＜20 Hz 为次声波，低于人耳听觉低限；频率 20～20 000Hz 之间为可听声；＞20 000 Hz 为超声波，高于人耳听觉。诊断用超声波的频率在 1～300 MHz 之间，常用 2～20 MHz。

4. 频率（f）：声波在介质中传播时，单位时间质点完成全振动的次数，单位是赫兹（Hz）。

5. 波长（λ）：声波在一个周期内振动所传播的距离，单位是毫米（mm）。超声波波长愈短，频率愈高，分辨率愈强。

6. 声速（C）：声波在介质中传播，单位时间内所传播的距离，单位是米/秒（m/s）。人体软组织的平均声速为 1 540 m/s，和水的声速相近。

7. 声阻抗：即声阻抗率或声特性阻抗，可以理解为声波在介质中传播所受到的阻力，等于介质的密度与超声在该介质中传播速度的乘积。设 Z 为声阻，ρ 为密度，C 为声速，则 $Z=\rho \cdot C$。两介质声阻相差之大小决定其界面处之反射系数。两介质声阻相差愈小，则界面处反射愈少，透入第二介质愈多；反之，声阻相差愈大，则界面处反射愈强，透入第二介质愈少。

8. 反射、透射与折射：声波从一种介质向另一种介质传播时，由于声阻抗 Z 不同（密度 ρ、声速 C 不同），在二种介质之间形成一个声学界面，如果该界面尺寸大于超声波波长，则一部分超声波能量返回到第一介质此即反射。另有一部分能量穿过界面进入第二介质并继续向前传播，称为透射。当两种介质的声速不同时，就会偏离入射声束的方向而传播，称折射。

9. 散射：超声波在介质中传播，如果介质中含有大量杂乱的微小粒子，超声波激励这些小粒子成为新的波源，再向四周发射超声波，形成球面波。

10. 衍射:超声波在介质中传播,如遇到的物体其直径与声波相近(1～25波长),则绕过物体继续向前传播,这种现象称为绕射(也称衍射)。

11. 吸收与衰减:当声波穿过介质时,由于"内摩擦"或所谓"黏滞性"而使声能逐渐减小,声波的振幅逐渐减低,介质对声能的此种作用即为吸收。这种在介质中传播时出现的声波衰减称为吸收衰减。而声波在前向传播过程中因发生反射、折射及散射等现象使声能随着距离的增加而逐渐减弱,此种现象称为距离衰减。吸收与衰减的程度与超声的频率、介质的黏滞性、导热性、温度及传播的距离等因素有密切关系。

12. 换能器:能使电能和机械能相互转变的装置,又称探头。

13. 正压电效应:某些特异性的材料,在外部拉力或压力的作用下引起材料内部原来重合的正负电荷中心发生相对偏移,在材料表面出现符号相反的表面电荷,即由机械力的作用产生了电场,这种将机械能转变为电能的效应称为正压电效应。超声接收换能器用的就是正压电效应,将来自人体的反射(散射)超声波转化为电压。

14. 逆压电效应:在压电材料表面沿着电轴方向加上电压,由于电场作用,引起材料内部正负电荷中心位移,这一极化位移使材料内部产生应力,从而导致宏观上的几何形变,这种将电能转变为机械能的效应叫逆压电效应。超声波发射换能器采用了逆压电效应,将电压转变为声压,并向人体发射。

15. 近场:指探头内平面型压电晶体发出的高频超声波在开始的一段距离内以平面波方式传播,束状的超声场不扩散称为近场。

16. 远场:指在近场以远,声束开始扩散称为远场。

17. 显现力:能探及回声而发现的物体的最小直径即为超声的显现力,从理论上看,最大的显现力是波长的 1/2。频率愈高,波长愈短,能探及的物体愈小,其显现力亦愈高;反之则显现力较低。

18. 分辨力:是指超声波检查时能在荧光屏上被分别显示为两点的最小间距。依方向不同可分为纵深分辨力与横向分辨力。

19. 纵深分辨力:是指声束穿过之介质时能被分辨为前后两点的最小间距。此种分辨力之高低与发射脉冲宽度(即持续时间)有关。

20. 横向分辨力:是指与声束相垂直之直线上,能在荧光屏上被分别显示之左右两点的最小距离。此距离大小与声束之宽窄以及发射声束的数量有密切关系。发射声束的数量越多声束越窄,横向分辨力越好,反之则较差。

21. 无回声:无点状及其他形状的回声,呈一片黑色暗区。

22. 等回声:病变回声辉度与周围正常组织几乎相等。

23. 低回声:病变回声辉度低于周围正常组织。

24. 高回声:病变的回声辉度高于周围正常组织。

25. 点状回声：细小的亮点回声，直径通常小于 0.2 cm。

26. 片状强回声：为片状明亮回声，直径 0.3～0.5 cm。

27. 团状强回声：为大于 0.5 cm 的团样明亮回声。

28. 带状强回声：为线条样明亮回声。

29. 环状强回声：为圆环状明亮回声。

30. 透声：声波能良好地透过组织或病变，致后方回声增强。

31. 声影：声波传播途径中，因反射吸收等因素，使声能大量衰减，阻碍声的传播，引起回声明显减弱。

32. 靶环征：病灶中央呈等回声小团块，四周有较宽的弱回声环。

33. 牛眼征：为强或等回声团块，周围有环状暗带，团状中央液化，酷似牛眼。

34. 平行管征：胆管增粗与门静脉内径相似，形成平行管征。

35. 彗星征：团状强回声后方有数条平行的条状回声。

36. 假肾征：声像的形状像肾脏，但并非为肾脏。多见于胃肠道肿瘤。

37. 声晕：实性肿块周围出现环状暗带。

38. 卫星征：病灶周围出现小病灶，犹如卫星环绕。

39. 镶嵌征：瘤体内包含小肿瘤，瘤体之间互相有隔带。

40. 心底波群：于胸骨左缘第 3 肋间探查时，在心底短轴切面或左心长轴切面上经过主动脉根部选择取样线即可见此波群，其解剖结构自前至后分别为胸壁、右室流出道、主动脉根部及左房。由于此等结构均在心底部，故称心底波群。主要有主动脉根部曲线和主动脉瓣曲线。

41. 二尖瓣波群：于胸骨左缘第 3～4 肋间探查时，在左心长轴切面上经过二尖瓣前叶选择 M 型取样线时即可见一组比较特异的波群，有二尖瓣前叶曲线和二尖瓣后叶曲线。

42. 心室波群：于胸骨左缘第 4 肋间探查，在左心长轴切面上经过二尖瓣腱索水平选择 M 型取样线时可见心室波群。可见室间隔曲线和左室后壁曲线。

43. 三尖瓣波群：在胸骨旁四心腔图检查时选择经过三尖瓣前叶的取样线，可见一活动幅度较大的双峰曲线，距体表较近(5 cm 左右)，为三尖瓣前叶的反射。

44. 肺动脉瓣波群：于心底短轴切面上选取通过肺动脉长轴及肺动脉瓣后叶的取样线，即可记录肺动脉后瓣曲线，收缩期肺动脉瓣开放，曲线向后；舒张期瓣膜关闭，曲线向前。

45. 多普勒效应：是奥地利物理学家 Doppler 在观察星球运动时发现的，即当星球与地球之间存在相对运动时，所接收到的光波的频率会与发射频率出现差异称多普勒效应。由此频率差异(频移)可推算相对运动的速度。当超声用于血流测定时,血细胞的后散射能量虽小,但亦可产生多普勒效应。多普勒诊断仪可以截取这些信号,并分析血细胞运动的速度。用于诊断的超声频率为 2～10 MHz,由细胞运动而产生的多普勒频移一般为 0.5～10 kHz。根据血细胞的频移大小即可计算出血液流速和血流量。

46. 彩色多普勒:在进行超声多普勒检测时,将扫描线上各点的频移方向和大小,均以伪彩色编码红、蓝、绿等颜色显示,此即彩色多普勒,能显示出血流的方向、速度、动态、有无反流与分流等多种信息。

47. 频谱多普勒:利用多普勒效应进行超声检测,将多普勒频移大小在零线上下显示为波幅高低的曲线,此即频谱多普勒,在观察血流方向与速度上有重要意义,其中包括脉冲型和连续型两种类型。

48. 脉冲重复频率:是指每秒钟超声脉冲群发射的次数,它不同于超声发射频率,后者是指每秒钟内超声振荡的次数,即探头的频率。在超声仪器中,超声发射频率一般为数兆赫兹,而脉冲重复频率只有数千赫兹。超声换能器在发出一组超声脉冲波之后,需经过时间延迟(T_d)后才发出下一组超声脉冲,因此,超声的脉冲重复频率为:$PRF=1/T_d$。在多普勒检查时,根据取样定理,脉冲重复频率必须大于多普勒频移的 2 倍,即 $f_d<1/2\ PRF$,才能准确地显示频移的方向和大小。

49. 声像图伪像:是指超声显示的断层图像与其相应的客观的解剖断面之间存在的差异。这种差异表现为声像图中回声信息特殊的增添、减少或失真。

50. 混响伪像:是指超声垂直照射到平整的界面如胸壁、腹壁上,超声波在探头和界面之间来回反射,所引起的多次反射。混响的形态呈等距离多条回声,回声强度依深度递减。

51. 振铃伪像:超声束在一些"异物"内来回反射并逐步衰减所致。如胆囊壁罗-阿氏窦中存在胆固醇结晶时可表现为"彗星尾征"。

52. 切面厚度伪像:亦称部分容积效应伪像。产生的原因:超声束形状特殊而且波束较宽,即超声断层扫描时断层较厚引起。例如:肝脏深部的小囊肿内可能出现一些点状回声,这些点状回声来自小囊肿旁的部分肝实质;在胆囊也可见这种伪像,有时酷似分层的胆泥。

53. 旁瓣伪像:由主声束以外的旁瓣反射造成。旁瓣现象在低档超声仪器和探头比较严重,图像清晰度较差。如结石、胃肠气体等强回声两侧出现的"披纱征"或"狗耳征"图形,即属旁瓣伪像。

54. 折射声影:声束通过囊肿边缘时,由于折射(入射角超过临界角)而产生边缘声影或侧边"回声失落"(全反射)。边缘声影也见于细小主胰管的横断面,呈小等号("=")而非小圆形。超声引导穿刺时,人们经常遇到针管或导管显示不清的困扰,皆因声束斜行(而非垂直)入射针管的壁,引起"回声失落"(全反射)的缘故。这种现象也发生在大量胸水、腹水时,平行于声束的脾上缘及部分横膈面显示"中断"的伪像。

55. 后方回声增强:是由于囊液的衰减系数远低于肝实质,而距离增益补偿(DCG)作用的结果。利用后方回声增强,通常可以鉴别液性与实性病变。如肝囊肿时其后方组织回声增强。

56. 声影:当声束遇到结石、瘢痕并完全被遮挡时,在其后方出现条带状无回声区即声影。例如肝内胆管出现强回声和边缘模糊的声影,常是胆管内积气的伴随现象。

57. 镜面伪像:当声束斜行(而非垂直)遇到声阻差很大的膈—肺界面时,会发生全反射和镜面伪像。如膈下肝内有一肿瘤或囊肿回声(实像),膈上对称部位会出现一个相应的肿瘤或囊肿伪像。

58. "窗口":是指超声波束能穿透颅骨而没有衰减的通道,有颞窗、眼窗、枕骨大孔通道。

59. 白瞳孔:视网膜母细胞瘤是 3～5 岁儿童最常见的眼内恶性肿瘤,常以"白瞳孔"而就诊,多单眼发病。临床上可分为眼内生长期、眼内压增高期(青光眼期)、眼外扩展期和全身转移期四期。

60. "挖空"现象:脉络膜黑色素瘤患者超声显示内部回声前部光点密集,后半部衰减即所谓"挖空"现象,可有声影。

61. 心动周期:心脏一次收缩和舒张,构成一个机械活动周期,称为心动周期。正常心脏的活动由一连串的心动周期组合而成。在一个心动周期中,心房和心室肌肉有次序地收缩和舒张,使心腔内的压力和容积发生有规律的变化。

62. 心指数:人体静息时的心排血量,并不与体重成正比,而是与体表面积成正比。以单位体表面积(m^2)计算的心排血量,称为心指数。中等身材的成年人体表面积为 1.6～1.7 m^2,安静和空腹情况下心排血量为 5～6 L/min,故心指数为 3.0～3.5 L/(min · m^2)。安静和空腹情况下的心指数,称为静息心指数,是分析比较不同个体心功能时常用的评定指标。

63. 射血分数:每搏量占心室舒张末期容积的百分比,称为射血分数。射血后尚存留在心室内的血量称为残余血量。健康成年人每搏量较大时,射血分数为 55%～65%。

64. 前负荷:前负荷即心室舒张末期容积。心室舒张末期容积在一定范围内增大时,可使心室肌的"初长"加大,收缩增强;相反,若心肌的初长过小,则使心肌的收缩力减弱。

65. 后负荷：即心室压力负荷。后负荷加大时，心室肌的收缩性能也将发生相应的增强，起到补偿每搏量的作用，如果后负荷过度增大，超过了心室的代偿能力，则会导致心排血量的减少，这便是后负荷增重型心力衰竭发生的原因之一。

66. “键盘征”（“鱼刺征”）：肠梗阻患者肠管积气、积液，超声检查示肠壁垂直的肠黏膜皱襞线状回声呈“键盘征”或称“鱼刺征”。

67. “WES”征：胆囊充满结石时胆囊缩小，囊壁增厚，胆汁少，囊内充满多个强回声团块，囊腔前壁紧贴形成半月状强回声带，后壁不显示，后方一片声影，囊壁结石团块，声影构成三联征（WES 征）。

68. 妊娠囊：妊娠 6～7 周妊娠囊显示出周边清晰、轮廓完整、密度均匀一致的圆形或椭圆形光环。

69. 亮度调节：使灰标中的最高灰阶显示适当的亮度，而灰标中的最低灰阶隐约可见，适当使室内光照度变暗，避免灯光直射屏幕。

70. 对比度调节：最大限度地使灰标中的灰阶等级显示清晰可辨，做到屏幕上的字符笔画显示清晰，图像层次丰富、柔和。

71. 深度增益补偿（DGC）调节：超声波在人体内的传播过程中具有吸收和衰减的物理特性，因此会产生近场回声强、远场回声弱的现象。为此，适当调节 DGC，对近场进行抑制，对远场进行补偿，使整幅图像回声均匀一致。

72. 动态范围调节：是指超声仪器能够显示的从最低到最高回声信号的范围，一般为 30～70 dB 左右。动态范围应根据观察不同的脏器目标进行选择。

73. 声束聚焦功能调节：可提高深部目标细微结构的分辨力，减少超声伪像发生，使图像更具真实性。一般目标距离皮肤 5 cm 以内采用近程聚焦，5～10 cm 采用中程聚焦，10 cm 以上采用全程聚焦。

74. 直接法：是常规使用的方法，即探头与被检查部位的皮肤直接接触。

75. 连续滑行扫查法：探头在皮肤上做连续、缓慢的滑行扫查。通过一系列的连续扫查，可以作纵向、横向或任意方向的连续平移扫查，也可使探头的一端固定，另一端作连续旋转滑行扫查。适用于较大的脏器和病变的检查。

76. 扇形扫查法：扫查平面按顺序作扇形移动，以形成立体概念，此法可避开骨骼和含气器官的影响，对感兴趣区进行系统扫查。适用于心脏及较小脏器的检查。

77. 十字交叉法：以病变区为中心，在相互垂直的两个方向上作连续纵切和横切扫查。使用该方法可以确定被检查目标的整体空间方位，常用于病变定位。

78. 追踪扫查法：发现某一异常结构或病变后，沿其走行进行追踪扫查，以全部显示其结构。适用于管道结构如胆总管、输尿管、胃肠道、血管的超声检查。

79. 对比扫查法：对对称性器官，如肾、肾上腺、卵巢、甲状腺的左右侧叶、肢体、眼球、颅脑等，除仔细检查患侧病变之外，应对健侧进行常规性检查。这样可以判断病变的存在和健侧的状况。

80. 加压法：进行腹部超声检查时，若因胃肠气体影响而显示不清，可通过加压探查，驱散局部的胃肠气体，缩短探头与被检查脏器或病变之间的距离，使其得以显示。

81. 磁性试验（眼科检查）：当急性眼外伤疑及眼内异物是铁屑时，将特制的电磁棒石通电并接近眼球的睫状体扁平部，如果观察到异物回声移动或颤动，即提示异物具有磁性。

82. 运动试验（眼科检查）：视网膜脱离的患者，转眼时，脱离的网膜上下飘动，停止转动后该网膜回声光带仍然飘动不止，称后运动试验阳性，不飘动则为阴性。后运动阳性一般说明病变位于玻璃体内。

83. 压缩试验（眼科检查）：发现球后占位性病变时，用探头置于眼睑上轻轻向眼球加压，使压力传递到病变区，如果病变变形，则多为囊性占位或海绵状血管瘤。

84. 介入性超声：就是在超声影像监视下，将探头、穿刺针、引流管等正确地置于体内的特定部位或病灶内，进行扫查、活检、抽液、注药、造影、置管引流等，以达到诊断和治疗的目的，临床应用价值较大。

二、单项选择题

（一）超声物理基础

1. C	**2.** C	**3.** C	**4.** A	**5.** C	**6.** A	**7.** B	**8.** C
9. A	**10.** B	**11.** D	**12.** A	**13.** C	**14.** D	**15.** A	**16.** D
17. E	**18.** B	**19.** D	**20.** B	**21.** D	**22.** C	**23.** C	**24.** A
25. C	**26.** B	**27.** A	**28.** E	**29.** A	**30.** E	**31.** C	**32.** A
33. A	**34.** A	**35.** D					

（二）心脏

1. B	**2.** B	**3.** C	**4.** D	**5.** A	**6.** B	**7.** A	**8.** A
9. C	**10.** B	**11.** D	**12.** B	**13.** E	**14.** E	**15.** A	**16.** A
17. A	**18.** A	**19.** A	**20.** A	**21.** C	**22.** A	**23.** D	**24.** B
25. E	**26.** C	**27.** A	**28.** D	**29.** B	**30.** C	**31.** D	**32.** D
33. C	**34.** D	**35.** A	**36.** D	**37.** B	**38.** B	**39.** A	**40.** A

（三）肝

1. A	**2.** A	**3.** A	**4.** A	**5.** C	**6.** A	**7.** E	**8.** B
9. B	**10.** A	**11.** A	**12.** B	**13.** A	**14.** E	**15.** B	**16.** C
17. A	**18.** E	**19.** E	**20.** E	**21.** C	**22.** B	**23.** E	**24.** A
25. B	**26.** C	**27.** A	**28.** C	**29.** E	**30.** A	**31.** A	**32.** D
33. C	**34.** B	**35.** E	**36.** E	**37.** E	**38.** E	**39.** E	**40.** E
41. D	**42.** D	**43.** A	**44.** D	**45.** E	**46.** C	**47.** E	**48.** C
49. B	**50.** D	**51.** E	**52.** B	**53.** A	**54.** A	**55.** B	**56.** C
57. D	**58.** E	**59.** D	**60.** C	**61.** A	**62.** E	**63.** C	**64.** D
65. E	**66.** A						

（四）胆道

1. D	**2.** D	**3.** B	**4.** A	**5.** D	**6.** C	**7.** A	**8.** B
9. D	**10.** E	**11.** A	**12.** C	**13.** D	**14.** E	**15.** C	**16.** D
17. A	**18.** C	**19.** E	**20.** C	**21.** C	**22.** D	**23.** A	**24.** B
25. B	**26.** B	**27.** C	**28.** A	**29.** C	**30.** B	**31.** B	**32.** A
33. E	**34.** A	**35.** B	**36.** E	**37.** D	**38.** D	**39.** F	**40.** B
41. B	**42.** C	**43.** C	**44.** A	**45.** C	**46.** B	**47.** D	**48.** B
49. C	**50.** E	**51.** C	**52.** C	**53.** C			

（五）胰腺

1. B	**2.** A	**3.** A	**4.** A	**5.** D	**6.** B	**7.** B	**8.** A
9. E	**10.** E	**11.** B	**12.** D	**13.** A	**14.** B	**15.** D	**16.** D
17. C	**18.** A	**19.** A	**20.** B	**21.** E	**22.** C	**23.** A	**24.** B
25. B	**26.** E						

（六）脾脏

1. C	**2.** E	**3.** C	**4.** A	**5.** B	**6.** C	**7.** A	**8.** A
9. A	**10.** D	**11.** C					

（七）胃肠

1. A	**2.** B	**3.** B	**4.** B	**5.** B	**6.** B	**7.** E

（八）肾脏

1. A	**2.** C	**3.** A	**4.** B	**5.** A	**6.** E	**7.** A	**8.** A
9. D	**10.** A	**11.** A	**12.** B	**13.** A	**14.** C	**15.** E	**16.** E
17. B	**18.** C	**19.** B	**20.** C	**21.** D	**22.** E	**23.** B	**24.** D
25. A	**26.** C	**27.** C	**28.** A	**29.** E			

（九）输尿管、膀胱

1. A	**2.** D	**3.** B	**4.** E	**5.** C	**6.** E

（十）前列腺

1. B　2. D　3. A　4. B　5. C　6. B　7. C　8. E
9. A　10. B　11. A

（十一）妇科

1. B　2. A　3. B　4. C　5. A　6. B　7. E　8. C
9. D　10. C　11. A　12. A　13. A　14. C　15. E　16. A
17. B　18. E　19. E　20. E　21. A　22. E　23. C　24. D
25. D　26. A　27. E　28. D　29. B　30. E　31. A　32. A
33. E　34. E　35. E　36. A　37. E　38. E　39. C　40. B
41. D

（十二）产科

1. A　2. C　3. C　4. A　5. E　6. D　7. D　8. D
9. A　10. C　11. B　12. C　13. B　14. C　15. E　16. D
17. E　18. B　19. A　20. E　21. C　22. A　23. C　24. C
25. A　26. E　27. C　28. B　29. C　30. E　31. E　32. B
33. A　34. D　35. A　36. B　37. B　38. E　39. B　40. C
41. B　42. E　43. E　44. D　45. B　46. A　47. B　48. A
49. C　50. C　51. D　52. C　53. E　54. D　55. D

（十三）小器官

1. E　2. D　3. A　4. B　5. E　6. E　7. A　8. C
9. C　10. A　11. B　12. E　13. D　14. C　15. C　16. C
17. E　18. D　19. A　20. E　21. E　22. B　23. A　24. E
25. A　26. C　27. C　28. A　29. D　30. A　31. C　32. C

（十四）颅脑、周围血管及腹膜后

1. C　2. A　3. B　4. E　5. D　6. E　7. D　8. C
9. A　10. E　11. E　12. E　13. B　14. C　15. B　16. D
17. E　18. E　19. A　20. C　21. E　22. D　23. E　24. D

（十五）儿科及介入超声

1. B　2. C　3. D　4. A　5. C　6. A　7. A　8. B
9. C　10. A　11. E　12. E　13. B　14. E　15. E　16. C
17. C　18. E　19. E　20. A